DE L'UTILITÉ

DES

PRÉPARATIONS HYDRARGYRIQUES

DANS LE TRAITEMENT

DES PHLEGMASIES, DES FIÈVRES, DU CHOLÉRA ET DES AFFECTIONS PARASITAIRES.

PREMIÈRE PARTIE.

DE L'ACTION THÉRAPEUTIQUE DES PRÉPARATIONS MERCURIELLES.

1re Classe. — Phlegmasies.

CHAPITRE Ier.

DE L'UTILITÉ DES PRÉPARATIONS MERCURIELLES DANS LA MYOSITE.

La question de l'inflammation des muscles étant une de celles dont la discussion laisse encore indécises les opinions des anatomo-pathologistes, nous croyons ne pouvoir mieux l'aborder qu'en l'établissant avant tout sur sa base véritable, qu'en la fixant d'abord par son côté anatomique et physiologique, avant de nous occuper de sa nature pathologique. Il ne s'agit cependant pas de rappeler l'existence des deux espèces de muscles dans l'organisme animal, ni de déterminer la différence entre les fibres striées ou de la vie de relation, et les fibres plates ou de la vie organique ; ce qu'il nous importe de préciser d'une manière toute particulière, c'est la composition, la structure du muscle.

L'agent essentiel du mouvement, le muscle, est un organe

limité, enveloppé par une gaine fibreuse, *vagina muscularis s. perimysium externum* ; en enlevant cette tunique externe, on voit des faisceaux rouges, fusiformes, accolés parallélement les uns aux autres et paraissant souvent s'étendre d'une extrémité à l'autre de l'organe ; ces faisceaux, examinés à l'œil nu, se subdivisent en fascicules, ceux-ci en fibres qui, vues sous le microscope, ne sont que l'assemblage d'un certain nombre de fibrilles ou fibres primitives du muscle. La fibre élémentaire n'est pas étendue d'une extrémité du muscle à l'autre ; elle est, au contraire, suivant Kôlliker, très-courte, isolée, renfermant un seul noyau, et terminée en fuseau, en massue ou en lame, selon le système auquel elle appartient. Les fibrilles, unies entre elles par un tissu conjonctif amorphe, constituent les véritables fibres musculaires ; celles-ci, de même que les fascicules et les faisceaux, sont accolées par du tissu cellulaire, le perimysium ou myolemma ; c'est dans ce tissu que rampent les vaisseaux et les nerfs, c'est dans ses mailles que se dépose la graisse, c'est par lui que les faisceaux se fixent à la gaine et aux tendons.

L'inflammation des muscles, malgré leur riche vascularisation et leur irritabilité excessive, est néanmoins une affection assez rare, et nous pensons que c'est précisément cette rareté qui fait qu'elle a dû et qu'elle doit encore être méconnue ; cependant elle paraît avoir été admise, de tout temps, dans la science, non pas seulement dans le tissu musculaire indépendant de la volonté comme celui de l'utérus et du cœur (quoiqu'un grand nombre de descriptions de cardites, rapportées par les anciens, ne soient que des péricardites), mais encore dans les muscles volontaires. Hunter en donne des exemples ; il a soin de déclarer néanmoins que « ce tissu paraît être, de tous les tissus du corps, le moins susceptible de l'inflammation et de ses conséquences. » (Trad. franç., t. III, p. 587.) Bœrhaave en parle, et Sauvage a même décrit une *gastritie* qu'il appelle *sternocostale*, dans laquelle « les malades sentaient dans tout l'épigastre, au-dessus et aux environs du cartilage xiphoïde, une douleur aiguë.... Il me paraît, ajoute-t-il, que le muscle sternocostal (triangulaire du sternum) était enflammé dans cette maladie et que l'épigastre était tiraillé par la douleur qu'éprouvait le mediastin. » (Nos. t. I, page 644.) Ailleurs il dit, en parlant de Lamothe, chirurgien de Valogne en Normandie : « Cet auteur a quelquefois rencontré cette lumbagie singulière qui vient de l'inflammation ou de la suppuration du muscle psoas. » (T. II, p. 571.)

A ces opinions sur l'existence de la myosite essentielle ou idiopathique, nous ajouterons encore celles de Pinel, de M. Gendrin, de M. Berard, de Rokitansky, d'Engel, et surtout celle de notre illustre maître, M. le professeur Velpeau, dont les leçons substantielles faites sur ce sujet sont stéréotypées dans l'esprit de ses nombreux élèves, et dont l'un de ceux-ci, M. Dionis, a plus particulièrement profité pour en former le sujet de sa thèse inaugurale (1851). C'est à cette même école que nous avons été initié aux saines doctrines médicales; c'est dans le même hôpital de la Charité, dans le service de M. Velpeau, que nous avons recueilli ces observations d'inflammation des muscles; elles sont consignées dans un Mémoire couronné par la Faculté de médecine, dans sa séance annuelle de 1850; elles sont, par le fait, antérieures à celles de M. Dionis, quoique nous ayons observé dans le même service et souvent au même lit de malade. Voulant baser notre discussion pathologique et thérapeutique non-seulement sur l'opinion émise par les auteurs que nous venons de citer, mais encore et surtout sur les faits qui nous sont propres, nous devons commencer par rapporter ceux-ci tout d'abord.

OBS. Iʳᵉ. — *Inflammation aiguë des muscles de la région externe de l'avant-bras gauche, avec gonflement œdémateux et douloureux; dureté ligneuse de la masse musculaire ; extension du bras très-bornée, à la suite de fatigues, chez un jeune homme bien constitué. — Frictions avec onguent napolitain pendant 8 jours.*

Après 2 jours, mouvement fébrile, diminution du gonflement œdémateur de la main et du poignet;
»   4   »   quatre selles, urines abondantes; pas de traces de mercure;
»   6   »   le malade sale davantage ses aliments;
»   8   »   muqueuse gingivo-labiale tuméfiée, douloureuse; engorgement ganglionnaire : urines abondantes : traces de mercure ; diminution de la roideur, de la dureté;
» 18   »   résolution complète ; sortie ;
17 jours après sa sortie, le bras avait recouvré ses fonctions normales; point d'autres troubles.

Salle Sainte-Vierge, nᵒ 49, hôpital de la Charité. — Service de
M. VELPEAU.

Le nommé Lecoq, âgé de 23 ans, jardinier, demeurant à Montmartre, est entré le 11 mars 1855, sorti le 30 du même mois.

ANTÉCÉDENTS : Constitution assez forte, quoique le système musculaire soit peu développé; les téguments sont d'un rose pâle; l'embonpoint

est médiocre ; l'état général est bon ; le malade vit dans de bonnes conditions hygiéniques ; il soutient n'avoir jamais eu d'affection syphilitique ni rhumatismale.

Il y a trois semaines seulement, il a souffert d'une maladie de la poitrine qui paraît avoir été une légère pneumonie et qui céda à deux
émissions de sang. Après dix jours de repos, il reprend son travail ordinaire et, comme son état de jardinier l'oblige surtout à puiser de l'eau
et à arroser, il ressent bientôt de la fatigue dans les bras, puis de la
gêne dans les mouvements du coude gauche, mais il n'y fait d'abord
pas grande attention ; ce n'est qu'en voulant continuer son travail qu'il
éprouve une chaleur plus grande, des douleurs plus vives, partant du
coude et s'étendant dans tout l'avant-bras gauche ; il survient aussi de
la roideur qui limite l'extension de l'avant bras sur le bras ; les douleurs
deviennent lancinantes, surtout la nuit ; de là l'insomnie ; le bras se
gonfle depuis le coude jusqu'à la main, mais la coloration de la peau
n'a jamais été altérée. Un médecin, consulté le 3 mars, prescrit une
application de huit sangsues dans le pli du coude ; l'articulation est ensuite enveloppée de cataplasmes.

Le 5 mars, on fait une application de six sangsues ; le 7, on en applique autant ; depuis lors, on plonge, tous les jours, l'avant-bras dans un
bain d'eau de guimauve et l'on continue les cataplasmes.

Pendant cette médication, il s'établit un peu de calme ; la chaleur,
l'inquiétude nocturne cèdent en grande partie, mais la roideur du bras
augmente plutôt qu'elle ne diminue ; le gonflement, qui était borné aux
deux tiers supérieurs de l'avant-bras, s'étend à la main et remonte a
l'extrémité inférieure du bras ; c'est alors que le malade entre à l'hôpital.

12 mars. — Etat actuel. — Le pli du coude gauche est fortement
gonflé, de même que tout l'avant-bras et la face dorsale de la main ;
la tuméfaction s'étend aussi au-dessus du coude sur le quart inférieur
du bras ; la coloration des téguments est normale, excepté au niveau de
la face externe du coude autour de l'épicondyle, où existe un peu de
rougeur ; point de chaleur morbide appréciable ; la pression légère
constate de l'œdème dans toute l'étendue du gonflement, avec empreinte du doigt éveillant de la douleur, surtout vis-à-vis de l'épicondyle ; point de fluctuation ; la palpation plus profonde, éveillant des
douleurs plus vives, fait constater, dans l'étendue des muscles de la
région externe, le long supinateur et les deux radiaux, surtout dans
les 2/3 supérieurs, une dureté comme ligneuse, formant une masse qui
s'étend sur l'articulation huméro-radiale, et que l'on déplace aisément
dans la flexion de l'avant-bras sur le bras. Les muscles des autres régions du membre ont conservé leur tonicité normale. Les mouvements
du bras sont troublés considérablement. L'extension de l'avant-bras
sur le bras est borné à un angle obtus d'environ 50 degrés. En cherchant
à agrandir son ouverture, on éveille une douleur vive dans la région externe du coude et de l'avant-bras, en même temps que dans le biceps,
dont la rétraction atonique est indiquée par la corde qui soulève les tégu-

ments dans cette extension. Les mouvements de pronation et de supination de la main sont roides, bornés ; en cherchant à les étendre, on réveille les mêmes douleurs ; les mouvements des articulations radio-cubitales, supérieures et inférieures, sont libres, de même que ceux de l'articulation huméro-cubitale en tant qu'on peut les concevoir indépendamment du mouvement de l'humérus avec le radius.

Point de mouvement fébrile, point de troubles fonctionnels du côté des viscères.

Frictions avec 6 grammes d'onguent napolitain, deux fois par jour ; deux portions.

14 mars. — Un mouvement fébrile est survenu : 90 pulsations, chaleur à peu près normale, quoique la nuit fût agitée ; la muqueuse buccale n'offre rien de particulier. Point de selles ; les sécrétions se font normalement : *ut supra*.

16 mars. — Le gonflement œdémateux de la main et du poignet cède ; l'induration ligneuse des muscles de l'avant-bras diminue, quoiqu'ils forment toujours une masse mobile, pathologique dans leurs portions charnues; l'extension est un peu plus grande; pulsations 78, égales. Quatre selles dans les dernières vingt-quatre heures. Les urines sont abondantes; si nous en versons une goutte sur une lame de cuivre bien décapée, nous n'obtenons pas la tache d'un blanc mat qui caractérise si bien le dépôt du mercure métallique, et qui prouve qu'un sel soluble de mercure se trouve en dissolution dans les urines : *ut supra*.

18 mars. — Le dos de la main et le tiers inférieur de l'avant-bras ont repris leur volume normal ; dans la portion plus supérieure du membre, le gonflement cède notablement ; la rougeur de l'épicondyle s'est effacée, mais les muscles conservent encore de l'induration, et leur mobilité en masse est constatée dans la flexion de l'avant-bras sur le bras ; plus de douleur, même à la palpation ; l'extension va jusqu'à former un angle d'environ 60 degrés. Point de modification.

Nota. Nous conseillons au malade d'ajouter un peu de sel à ses aliments.

20 mars. — Point de phénomène particulier à constater, si ce n'est un peu de tuméfaction de la muqueuse gingivale au collet des dents, avec un peu de sensibilité, de même que sous la mâchoire inférieure, au niveau des glandes sous-maxillaires ; haleine fétide, mais pas mercurielle (nous donnerons cette épithète à la fétidité particulière qui caractérise l'haleine nauséeuse, métallique des individus qui ont une salivation mercurielle).

Il n'y a point de salivation. Les urines sont abondantes et ne tachent pas la lame de cuivre. On cesse les frictions mercurielles. Deux portions d'aliments sont accordées au malade.

21 mars. — Faible liséré rouge de la muqueuse gingivale, bordant le collet des dents incisives inférieures surtout et s'étendant vers la gouttière gingivo-labiale inférieure ; mastication gênée par la sensibilité des dents. Salivation excessivement légère ; appétit très-grand ; urines plus abondantes, proportionnellement aux boissons ingérées ; elles ternissent

faiblement l'éclat de la lame de cuivre. Pulsation, 82 petites, égales. La roideur du coude diminue.

Trois portions.

24 mars. — La muqueuse buccale n'offre plus rien de particulier. Le pouls est retombé à cent pulsations. Les muscles de l'avant-bras perdent leur dureté, excepté au pli du coude; mais ils ne forment plus une masse ligneuse et ils sont bien distincts; il n'y a plus d'œdème, l'extension est peu gênée.

Quatre portions.

30 mars. — Non-seulement le gonflement du membre thoracique gauche a complétement cédé, mais nous trouvons l'extrémité supérieure de l'avant-bras gauche d'un centimètre moins volumineux que celle du membre droit. Les muscles long supinateur, 1er et 2e radiaux ont repris leur flaccidité et leur tonicité. Les mouvements sont à peu près normaux; cependant l'extension n'est pas encore complète. En cherchant à la forcer, on sent un peu de dureté et on éveille un peu de douleur dans le pli du coude, au niveau de la tête du radius, ce qui paraît dépendre du court supinateur; sa situation profonde ne nous permet pas de le discerner.

La muqueuse buccale a repris son aspect normal et les ganglions sous-maxillaires leur volume ordinaire; les urines sont toujours. abondantes et déposent sur la lame de cuivre une tache de mercure très-évidente.

Le malade pouvant soigner chez lui sa convalescence sort guéri le 30 mars.

Le 18 avril, nous revoyons le malade qui a repris son travail; son bras a recouvré l'intégrité de tous les mouvements; l'extension forcée n'éveille plus de douleurs.

Les urines sont moins abondantes et toutes les fonctions normales.

OBSERVATION II. — *Inflammation aiguë des muscles pectoraux chez un scrofuleux, caractérisée par une dureté ligneuse, douloureuse, un gonflement, voussure, rougeur des téguments, gêne des mouvements du bras.*

1er jour, vésicatoire, huile de foie de morue. — Après 2 jours, la douleur cède; après 3 jours, l'induration musculaire persiste, tumeur dans l'espace interclaviculaire.

Du 4e au 7e, frictions mercurielles. — Après 7 jours, point de modification dans la tumeur.

Le 7e, vésicatoire. — Après dix jours, moins de douleur.

Du 11 au 23, frictions mercurielles. — Après 22 jours, la tonicité des muscles est normale, mouvements du bras peu gênés, tumeur affaissée.

Le 34e jour, résolution musculaire complète; sortie.

Salle Sainte-Vierge, no 11; hôpital de la Charité.

Le nommé Domicile, âgé de vingt-quatre ans, domestique, demeurant à Paris, est entré le 11 août 1849; sorti le 21 janvier 1850.

Antécédents : Ce jeune homme, d'une constitution détériorée, d'un teint pâle, d'un tempérament très-lymphatique, est entré dans le service de M. Velpeau pour une nécrose des os du métatarse, qui remonte à vingt-deux mois, et qui est arrivée sans cause connue ; il porte au cou des tuméfactions ganglionnaires, de même que dans le pli de l'aîne ; ceux-ci se sont abcédés en partie.

Le professeur cherche d'abord à améliorer la constitution du malade, et il ne l'opère que le 22 septembre en désarticulant le pied dans l'articulation tibio-metatarsienne et en sciant les deux malléoles.

L'autopsie du pied découvre l'existence d'une nécrose considérable au centre du calcaneum et de l'astragale, qui formaient ensemble une vaste géode deversant le pus à l'extérieur par un canal fistuleux qui s'ouvrait dans l'excavation entre l'astragale et le cuboïde.

Une suppuration longue épuise le malade, et lorsqu'elle est tarie, les abcès ganglionnaires de l'aîne gauche s'ouvrent et suppurent de nouveau. Viandes rôties, vin.

15 novembre 1849. — Le malade semblait reprendre des forces lorsque se déclarent, après une promenade dans la salle même, des douleurs vives, de la chaleur dans l'épaule gauche, siégeant au niveau du trapèze et du deltoïde, sans gonflement, sans rougeur, ni chaleur, ni fluctuation, ni induration ; un vésicatoire volant les dissipe ; on lui prescrit en même temps l'huile de foie de morue.

18 décembre 1849. — État actuel : Depuis quelques jours, le malade sent de la gêne dans les mouvements du membre thoracique gauche, sans cause appréciable, mais aujourd'hui il y a de la douleur, surtout dans l'abduction et l'élévation ; on constate du côté gauche de la poitrine une voussure plus grande, de la rougeur sur les téguments, et une augmentation de chaleur dans l'étendue des muscles pectoraux qui se dessinent nettement par une dureté ligneuse dont la rigidité augmente surtout à mesure qu'on s'éloigne de la portion tendineuse et qu'on suit les faisceaux vers leurs attaches à la clavicule ; mais cette exploration est assez douloureuse et peut être à peine supportée. Il n'y a d'ailleurs ni bosselures, ni saillies anormales, ni fluctuation.

Le pouls est accéléré, petit, égal ; la chaleur normale. L'examen de la poitrine ne fournit rien de particulier. Les fonctions digestives sont régulières ; les plaies sont cicatrisées, excepté toutefois l'ulcération des ganglions de l'aîne, qui reparaît et disparaît alternativement.

Un vésicatoire est appliqué au niveau des muscles pectoraux. L'huile de foie de morue est continuée. Une portion.

Le 20 décembre. — La rougeur au niveau des pectoraux est moindre, mais leur induration persiste, surtout au-dessous de la clavicule, le bras est écarté du tronc avec peine ; il survient un faible mouvement fébrile, l'appétit reste bon : *ut supra.*

Le 22 décembre. — L'induration musculaire est dans le même état, mais il s'est montré, dans l'espace interclaviculaire et s'étendant derrière le muscle-sterno-cléido-mostoïdien gauche, une tumeur rénitente du volume d'un petit œuf de poule, à sommet rouge, douloureux à la pression. Le vésicatoire est sec.

L'auscultation ne découvre rien d'anormal dans les fonctions respiratoires, ni dans celles de la circulation; la percussion ne nous révèle rien non plus; il n'y a ni toux, ni expectoration. Point de réaction fébrile.— Fonctions digestives régulières; l'abcès du pli de l'aîne s'est cicatrisé. Des frictions avec l'onguent napolitain sont faites dans l'étendue des pectoraux et sur la tumeur, deux fois par jour. Le reste, *ut supra*.

Le 25 décembre. — Il ne survient que peu ou point de modifications. Cependant la tumeur sussternale n'a pas augmenté de volume, elle est résistante et sensible à la pression; un nouveau vésicatoire est appliqué au-devant de la poitrine : *ut supra*.

Le 29 décembre. — La tumeur sternale est moins douloureuse à la pression. Le reste n'est pas modifié; le vésicatoire est sec. Les frictions d'onguent mercuriel sont reprises : *ut supra*.

Le 3 janvier 1850. — Un mieux sensible se montre depuis peu de jours, la tumeur s'affaisse, n'offre plus de douleurs vives à la pression, la dureté ligneuse des muscles pectoraux n'est plus aussi considérable; les mouvements du membre thoracique sont un peu plus étendus.

Aucun trouble des fonctions digestives.

Le pouls est petit, dépressible; la chaleur normale : *ut supra*.

Le 10 janvier. — Les muscles pectoraux ont repris leur tonicité, leur flaccidité; la tumeur sternale a disparu sans amener nuls troubles fonctionnels. Les mouvements du bras sont aisés, peu de gêne même dans l'élévation; rien du côté des fonctions digestives.

Les forces du malade sont prostrées, mais l'appétit est bon; suppression de la pommade mercurielle; 2 portions. Le reste, *ut supra*.

Le 18 janvier. — Au milieu de la convalescence, il survient encore, à la suite d'une légère fatigue, qui amène de la sueur et du refroidissement, un peu de douleur au-devant de la clavicule, sans autres phénomènes appréciables. La tumeur sternale se montre de nouveau, mais sous un volume moindre; les frictions mercurielles sont reprises : *ut supra*.

Le 19 janvier. — La douleur a disparu en partie. Le malade salive; 3 portions.

Le 21 janvier. — Les forces ne venant que lentement; ne souffrant d'ailleurs plus et n'ayant plus que la tumeur sternale, bien diminuée de volume d'ailleurs et indolente, le malade obtient un pied artificiel et s'en va.

OBSERVATION III. — *Inflammation aiguë des muscles pectoraux, dureté ligneuse, douleur vive, rougeur des téguments, gène des mouvements.*

Du premier au quatrième jour, frictions mercurielles. — Après trois jours, tuméfaction profonde soulevant la couche musculaire.

Le quatrième jour, vésicatoire.

Du septième au vingt-neuvième jour, frictions mercurielles. — Après sept jours, empâtement indolent, moins de gonflement; après quinze jours, moins de dureté et d'empâtement, abondantes urines; après vingt-huit jours, tonicité normale, mouvements normaux.

Le vingt-neuvième jour, résolution complète. — Sortie.

Salle Sainte-Vierge, n° 53, hôpital de la Charité. — Service de
M. Velpeau.

Le nommé Nicombe, âgé de quarante ans, garçon de magasin, est
entré le 5 décembre 1849, sorti le 5 janvier 1850.

ANTÉCÉDENTS. — Cet homme est bien musclé ; sa taille est au-dessus
de la moyenne ; il se porte bien d'ordinaire, n'ayant jamais eu de douleurs rhumatismales, ni d'accidents syphilitiques, conditions hygiéniques
bonnes. Il y a quelques jours déjà qu'il sentit de la gêne d'abord, puis de
la douleur dans le côté droit et supérieur de la poitrine pendant le
mouvement du membre thoracique correspondant, à la suite de fatigue
peut-être plus grande qu'à l'ordinaire ; le malade ne sait attribuer cet
accident qu'à cette circonstance qui fait que, depuis quelques jours, il
remue et porte plus de ballots de marchandises, à cause de l'approche
de la nouvelle année.

La douleur augmente de même que la chaleur, les mouvements du
bras droit deviennent roides et douloureux, la fièvre s'allume, le sommeil se trouble, force lui est de quitter son travail, et, après un jour de
repos chez lui, il entre à l'hôpital.

Le 6 décembre 1849. — ÉTAT ACTUEL. — Gonflement dans la portion
supérieure droite de la face antérieure de la poitrine, dans l'étendue des
muscles pectoraux, avec rougeur des téguments, un peu d'augmentation
de chaleur ; mais douleur vive surtout à la pression, point de fluctuation ;
les pectoraux forment ensemble une masse dure, ligneuse depuis leur
attache humérale jusqu'à leur insertion au tronc, fermant le creux axillaire en avant comme une planche rigide ; — leur contractibilité est
nulle, le membre correspondant est dans l'adduction contre la poitrine ;
l'abduction ne peut être tentée qu'avec des douleurs très-vives, encore
ne parvient-on à écarter le bras que jusqu'au point de former avec le
tronc un angle aigu d'environ vingt degrés ; les autres mouvements sont
également douloureux et très-bornés.

Pouls à quatre-vingts pulsations, fortes, dures, égales ; chaleur normale.

Point de troubles des fonctions digestives.

L'examen de la poitrine n'offre rien d'anormal ; il ne tousse ni ne
crache.

Des frictions avec l'onguent mercuriel sont faites deux fois par jour.
Deux portions.

Le 9 décembre. — L'induration des muscles pectoraux semble aug-
menter, leur masse est soulevée par une tuméfaction dure et profonde,
située entre la cage thoracique et l'enveloppe musculaire que lui forment les pectoraux, douloureux à la pression, ne donnant pas la sensation d'une fluctuation évidente ; les téguments sont tuméfiés et rouges ;
les mouvements du bras n'ont pas gagné ; pouls à quatre vingts, chaleur
normale à peu près, appétit conservé ; point de troubles fonctionnels
survenus depuis les frictions ; elles sont supprimées ; — vésicatoire
volant sur le devant de la poitrine.

Le 14 décembre. — Moins de douleur à la pression, la tumeur profonde n'a pas gagné, la masse des pectoraux est toujours compacte; il semble qu'il ait moins de gonflement; le pouls est à soixante-douze, la chaleur normale; le vésicatoire est sec, les frictions mercurielles sont reprises.

Le 20 décembre. — Peu de modification; cependant le gonflement cède, les mouvements du membre thoracique sont moins bornés; il ne survient nul phénomène du côté de la bouche, l'appétit est bon, le pouls est plus faible, égal. *Ut supra.*

Le 26 décembre. — La tumeur sous-pectorale s'affaisse, les muscles pectoraux sont moins rigides, plus flasques surtout dans la portion qui forme la paroi antérieure du creux axillaire. Les mouvements sont plus aisés.

Il survient un liséré rouge au collet des dents; point de tuméfaction notable, ni douleur ni salivation; les urines sont plus abondantes; *ut supra.*

Le 30 décembre. — La tumeur sous-pectorale a disparu, les muscles reprennent un peu de sensibilité, les mouvements gagnent de l'étendue.

Point de troubles fonctionnels, si ce n'est un peu plus d'abondance dans les urines; pouls faible, dépressible, égal. *Ut supra.*

Le 5 janvier 1850. — Les faisceaux musculaires ont repris leur tonicité; le bras peut être porté dans l'abduction et l'élévation est presque complétement possible; le malade, en pleine voie de guérison, sort de l'hôpital.

OBSERVATION IV. — *Inflammation des muscles pectoraux, remontant à trois semaines, dureté ligneuse douloureuse, gonflement de l'épaule et de l'aisselle, téguments sains, point de fluctuation, pression douloureuse, mouvements du bras nuls, réaction fébrile faible.*

Du premier au huitième jour, frictions mercurielles avec cataplasmes. — Après un jour, point fluctuant au-devant de l'apophyse coracoïde, gonflement du bras; après deux jours, incision, issue de pus, le gonflement s'étend à la main; après quatre jours, eruption discrète, eczémateuse sur le bras et l'avant-bras; après cinq jours, l'éruption s'étend sur la poitrine, urines abondantes; les pectoraux sont moins roides; après sept jours, point fluctuant dans la paroi antérieure du creux axillaire, issue de pus.

Du huitième au vingtième jour, cataplasmes seuls. — Après douze jours, suppuration abondante; après vingt jours, la résolution commence.

Du vingt-troisième jour, pansement simple, pouls misérable.

Le trente-septième jour, résolution complète. — Sortie.

Salle Sainte-Vierge, n° 3, hôpital de la Charité, service de M. Velpeau.

Le nommé Martin, charretier à La Chapelle, âgé de dix-sept ans, est entré le 9 mars 1850 et sorti le 17 avril même année.

Antécédents. — Ce jeune homme est d'une taille petite, d'une carnation assez bonne, d'un teint coloré, et d'un embonpoint médiocre, vivant à la campagne, dans des conditions hygiéniques assez bonnes ; il se porte bien habituellement.

Il y a trois semaines, il est pris, au milieu de son travail habituel, d'une douleur sourde dans l'épaule droite ou qu'il place vaguement dans cette région, et en même temps il lui fut impossible de se servir du membre thoracique correspondant ; un peu de chaleur survient et de l'insomnie la nuit suivante ; néanmoins, il se lève le lendemain, portant le bras en écharpe et il traîne ainsi pendant huit jours, souffrant de plus en plus ; il perd enfin tout repos, et consulte un médecin, douze jours avant son entrée à l'hôpital ; on lui fait une application de six sangsues, au-dessus du mamelon droit ; il garde le lit en conservant des cataplasmes sur l'épaule, deux autres applications de six sangsues chacune sont faites les jours suivants ; mais ne trouvant pas de soulagement et voyant le gonflement envahir l'épaule et la partie supérieure droite de la poitrine, le malade vient à Paris et entre à l'hôpital.

10 mars 1850. — Etat actuel. — L'épaule droite est fortement gonflée, les creux sus et sous-claviculaires sont comblés, de même que la saillie de la clavicule ; le quart supérieur de ce côté de la poitrine, la paroi antérieure du creux axillaire et le membre thoracique participent aussi du gonflement, l'excavation de l'aisselle correspondante est diminuée de profondeur.

Les téguments qui revêtent cette région ont conservé leur coloration normale ; il n'y a point de fluctuation ; la pression est douloureuse surtout au niveau des muscles pectoraux et vers l'apophyse coracoïde ; la chaleur est aussi plus considérable dans ces régions ; on perçoit une dureté ligneuse dans toute l'étendue de ces muscles ; mais elle est plus appréciable encore dans la portion qui ferme en avant le creux axillaire ; le deltoïde et les autres muscles de cette région n'offrent pas de dureté. Le bras est appliqué contre le tronc dont on ne peut l'écarter qu'à l'aide d'une grande force, et en produisant une douleur très-vive qui oblige de renoncer aux tentatives ; l'avant-bras est fléchi sur le bras.

L'auscultation de la poitrine et la percussion n'indiquent aucune lésion viscérale ; il n'y a ni toux ni expectoration. Pulsations quatre-vingt-seize, peu fortes ; bruits de cœur normaux, point de troubles des fonctions digestives.

Deux frictions par jour avec la pommade mercurielle et des cataplasmes sur l'épaule. Une portion.

11 mars 1850. — Un point fluctuant ou moins tendu, rouge et douloureux se montre sur la face antérieure de la paroi antérieure de l'aisselle, un peu au-dessus du bord qui limite en avant cette cavité. *Ut supra.*

12 mars. — Fluctuation et douleur, pulsations plus grandes dans le point indiqué et paraissant s'étendre vers l'apophyse coracoïde ; le gonflement n'augmente pas, l'induration musculaire persiste ; le pouls est à quatre-vingt-dix, la chaleur peu augmentée.

Le professeur plonge un bistouri dans la paroi antérieure du creux axillaire de bas en haut, et donne issue à une faible quantité de sang épaissi contenant quelques traces de pus. Une mèche de charpie est introduite dans la plaie. Le reste *ut supra*.

14 mars 1850. — L'épaule est moins douloureuse, les pectoraux offrent moins de dureté à leur attache sternale, issue d'un peu de pus par la plaie ; pulsations quatre-vingt-dix, petites, égales. Chaleur vive à la peau, moiteur, sueur ; une éruption de vesicules blanchâtres, d'un volume de têtes d'épingles, renfermant une sérosité laiteuse ou transparente, se fait d'une manière discrète le long de la face interne du bras, jusque dans le pli du coude ; les téguments qui les supportent ont une teinte d'un rouge pâle, uniforme ; le gonflement du membre est plus considérable encore. *Ut supra.*

Le 15 mars. — L'éruption vésiculeuse s'étend jusqu'au poignet et sur la face antérieure et supérieure de la poitrine sous les frictions mercurielles mêmes où les téguments rougissent ; moins de roideur dans les muscles pectoraux ; soif vive, pas de selles, urines abondantes, pulsations quatre-vingt-quatorze, assez dures. (Une lame de cuivre frottée avec du pus tiré de ces vésicules, d'abord seul, puis avec une goutte de solution de chlorure de sodium, ne donne pas de tache mercurielle.)

Le 17 mars 1850. — La rougeur envahit le côté droit du cou de même que l'éruption vésiculeuse ; au bras quelques-unes des vésicules s'étant rompues ont produit des croûtes et des squammes sèches.

Le gonflemment du membre thoracique persiste. La plaie fournit toujours un peu de sérosité roussâtre.

La sérosité des vésicules, mélangée avec une goutte de chlorure de sodium, donne une tache évidente sur la lame de cuivre, que nous montrons à M. Velpeau et aux nombreux élèves qui suivent sa visite. *Ut supra.*

Le 18 mars. — L'éruption ne fait pas de nouveaux progrès. Les gencives sont bordées d'un liséré rouge, il n'y a pas de salivation. Un point douloureux avec fluctuation profonde se montre au niveau du bord inférieur du grand pectoral à environ trois centimètres en dehors et au-dessus du mamelon ; son incision donne issue à un flot de pus crémeux de bonne nature. Les frictions mercurielles sont supprimées. Cataplasmes. Une portion.

Le 20 mars 1850. — Des plaques écailleuses remplacent les vésicules, les muscles pectoraux sont moins durs, surtout dans leurs portions sternales et claviculaires, le bras se dégonfle et s'écarte davantage du tronc, la suppuration de l'abcès est abondante.

Urines abondantes, point de selles.

Pulsations 74, faibles, dépressibles.

Deux portions.

Le 22 mars 1850. — Les muscles pectoraux ont repris leur souplesse normale, excepté dans la portion réfléchie qui ferme en avant l'aisselle. Gonflement œdémateux de l'avant-bras, et surtout au poignet ; des squammes écailleux couvrent les points envahis par les vésicules ; les mouvements du bras sont à peu près libres, à l'exception de l'abduction qui est toujours limitée. *Ut supra.*

Le 24 mars 1850. — La suppuration par la plaie de la dernière incision est abondante et de bonne nature. La première n'est pas encore tarie. L'appétit augmente. *Ut supra.*

Le 30 mars. — Tout gonflement du bras a cédé, excepté dans le cinquième supérieur et dans la paroi antérieure du creux axillaire ; il y a des sensations de fourmillement dans les doigts ; Les mouvements du bras sont beaucoup plus libres. La plaie de la première incision est cicatrisée, l'autre fournit une suppuration bien moindre ; point de troubles fonctionnels ; le pouls est accéléré, misérable, égal ; pansement avec de l'onguent de la mère.

Le 11 avril 1850. — Les plaies résultant des incisions se sont cicatrisées ; il n'y a plus de gonflement, excepté cependant dans la paroi antérieure du creux axillaire où le grand pectoral n'a pas encore recouvré sa souplesse normale ; mais le malade peut se servir de son bras ; il commence à se lever, sa faiblesse est grande.

Le 17 avril 1850. — Les forces étant un peu revenues et les fonctions du membre thoracique droit étant à peu près normales, le malade demande à s'en aller.

L'affection musculaire que nous venons de rapporter et que nous avons observée chez quatre malades appartient évidemment à la classe des phlegmasies : elle se caractérise par des symptômes qui en forment un genre distinct ; ainsi il se montre d'abord, au niveau d'un muscle ou d'une masse musculaire, une douleur sourde qui devient de plus en plus intense à mesure que la région se tuméfie. L'intensité de la douleur croît lentement ; nos malades nous ont tous dit qu'ils ont souffert quelques jours, même un septenaire, avant de réclamer les soins d'un médecin ; elle est d'abord vague, comme dans le rhumatisme musculaire, mais la pression l'augmente et permet de la délimiter. On trouve dès lors qu'elle occupe la portion charnue d'un muscle, soit en totalité, soit en partie seulement ; elle y persiste d'une manière fixe et ne se déplace pas, en passant d'une région dans une autre, si ce n'est qu'elle atteint des muscles dont la masse charnue passe sur une articulation, comme cela s'est présenté dans notre première observation où l'affection siégeait dans les muscles de la région externe de l'avant-bras. Si le malade scrofuleux, qui fait le sujet de la deuxième observation, a éprouvé des douleurs dans les muscles de l'épaule avant l'apparition de celles des pectoraux, c'est que les deux accès, séparés par un intervalle de temps d'un mois, nous paraissent être des effets distincts d'une même diathèse et d'un même état cachectique. Il y a eu, sous l'influence d'une même cause, comme nous le rappellerons dans l'étiologie, successivement des points atteints et guéris, qu'un retour à la santé séparait distinctement.

Nous avons été bien surpris de trouver, dans la description que M. Dionis fait des symptômes de cette maladie, que la douleur augmente « par les secousses de la toux quand elle siége aux muscles pectoraux ; » et, comme les deux malades chez lesquels il a observé cette affection ont été suivis par nous en même temps, nous avons relu les notes et les observations qui nous sont propres, mais nous n'avons pas relaté ce symptôme. En effet, la physiologie nous enseigne que les muscles grands et petits pectoraux ne participent pas au mécanisme de la respiration normale. M. Dionis, en tant qu'observateur, ne découvre aucune exception à cette loi admise, car nous ne trouvons rien non plus dans ses observations qui justifie le passage que vous venons de citer ; nous insistons là-dessus bien moins, certes, dans l'intention de relever une contradiction dans le travail de notre ancien collègue des hôpitaux, que dans le but de rappeler aux hommes sérieux que la science n'est possible qu'après et par l'observation des faits.

La chaleur locale est, en général, augmentée d'une manière peu considérable ; elle est placée d'abord vaguement dans la région malade ; ce n'est qu'après quelque temps, quand la suppuration s'établit, qu'elle devient plus vive, et qu'elle se limite surtout au niveau des masses musculaires ; elle peut devenir assez intense pour amener de l'insomnie ; c'est de tous les symptômes celui qui cède le plus tôt, soit que la phlegmasie se termine par la résolution, soit qu'elle produise la suppuration.

Le phénomène le plus constant de l'inflammation, c'est le gonflement, la tuméfaction de la partie phlogosée ; c'est lui qui se montre dans la myosite presque en même temps que la douleur, qui exaspère celle-ci, tant que l'affection est dans la période d'augment. Ce gonflement existe au niveau de la partie charnue des muscles ; il n'est d'abord qu'une exagération de la saillie musculaire, soit par place, comme cela se voit à la suite d'une lésion traumatique, soit dans toute l'étendue du muscle quand la cause a agi sur toute la masse charnue ou que l'inflammation s'est propagée, de faisceaux en faisceaux, par un effet de voisinage. Le caractère essentiel de cette tuméfaction, c'est d'être dure, rénitente, sans empâtement, ni fluctuation ; la dureté devient même un caractère pathognomonique quand elle est rigide, comme ligneuse, épithète employée par M. Velpeau et consacrée par les auteurs qui ont traité, après lui, de l'inflammation des muscles. Cette induration spéciale, qui rend plus saillants les faisceaux musculaires, ne se montre guère que vers la fin du 1er septenaire ; elle est d'autant plus évidente qu'il y a moins de douleur, et que l'état fébrile aigu est plus avancé ; elle peut être comparée, assez rigoureusement, à la dureté que présente le biceps brachial quand il est contracté chez des maîtres d'armes ou des lutteurs qui exercent beaucoup les membres thoraciques.

Outre ce gonflement primitif, constant et pathognomonique de la myosite, il en survient un autre secondaire, indolent et extérieur à la gaîne musculaire ; celui-ci est caractérisé, en outre, par de l'empâtement, et il conserve sur la peau l'empreinte du doigt qui le comprime. Cet empâtement œdémateux n'est autre chose qu'un effet d'imbibition du tissu cellulaire ambiant par de la sérosité exsudée des réseaux vasculaires, par suite de la compression que la tuméfaction musculaire primitive exerce sur les vaisseaux sanguins. Il est donc facile de comprendre comment il se fait que ce gonflement se montre d'une manière plus prononcée, quand l'induration musculaire passe à l'état chronique, comme dans notre première observation, et comment il arrive qu'il disparaît plus rapidement que la tuméfaction ligneuse. Si l'exsudation séreuse est trop abondante, peu disposée à se coaguler, viciée par un principe diathésique ou autrement, il se forme du pus ; une inflammation suppurative et ulcérative s'allume et gagne les téguments si l'on ne donne issue au liquide épanché. C'est dans les cas seulement où survient de la suppuration que les téguments qui recouvrent les muscles enflammés se tuméfient, rougissent et s'ulcèrent enfin.

Les fonctions du muscle frappé d'inflammation sont abolies ; les fibres sont contractées, et toute tentative d'incitation devient une cause de douleur ; delà, la roideur des membres qui, à l'état normal, sont mûs par ces muscles, de là une espèce de paralysie passagère qui subsiste tant que la tonicité musculaire n'a pas reparu, de là une gêne dans la circulation des vaisseaux capillaires et toutes les conséquences qui en résultent.

L'affection musculaire que nous décrivons retentit peu sur l'ensemble de l'économie, quand il n'y a pas de suppuration. Elle est indépendante de toute diathèse, en tant qu'elle est primitive ou idiopathique, quoique elle offre quelque analogie avec le rhumatisme, comme nous le dirons plus loin; toutefois elle peut avoir son point de départ dans une lésion de voisinage, telle qu'une ostéite, une carie, etc. Le malade de notre deuxième observation paraît nous fournir un exemple de ce fait; les auteurs d'ailleurs signalent cette origine. M. Dionis dit « que les muscles peuvent s'enflammer par voisinage, quand les organes sont le siége d'une altération quelconque, phlegmasies, dégénérescence ou autre. » (*Loc. cit.*, p. 25.) Si nous osions conclure d'après nos seuls faits, nous serions assez porté à admettre que l'inflammation primitive des muscles dépend, le plus souvent, d'une disposition particulière, d'un affaiblissement, au préalable, du système musculaire, d'une atonie incapable de résister à un refroidissement ou à une excitation supérieure à la tonicité du moment.

L'anatomie pathologique va nous éclairer un peu sur le siége précis et la nature de la maladie dont nous nous occupons. Hunter est le premier, que nous sachions du moins, qui ait observé les suites de la phlogose du tissu musculaire; le passage qu'il nous a laissé mérite d'être reproduit : « Quand l'inflammation attaque ce tissu, dit-il, sa coloration présente diverses nuances de vert, de brun et de rouge; j'ai vu quelquefois une suppuration diffuse envahir la substance des muscles dans l'inflammation secondaire et dans celles qui sont consécutives à des plaies reçues pendant la dissection, et l'on a trouvé, plus d'une fois, des abcès circonscrits dans la substance du cœur atteint de cardite. » (*Loc. cit.* t. III, p. 587.)

L'école anatomo-pathologique allemande, représentée surtout par les professeurs Engel, Rokitansky et Bock, est un peu plus explicite; elle nous enseigne que les premiers phénomènes qui caractérisent l'inflammation des muscles se montrent dans le tissu cellulaire interstitiel, dans le périmysium qui rougit, s'injecte et s'infiltre de sérosité; les fibres musculaires, que nous savons formées de fibrilles élémentaires, pâlissent, deviennent friables et se ramollissent à mesure que l'infiltration du périmysium les gagne; l'exsudation rougeâtre, grisâtre ou jaunâtre, se réunit en foyers, en nappes irrégulières, ou s'étend dans le sens des faisceaux; de là cet état bigarré des muscles enflammés que Hunter a déjà signalé.

Le professeur Engel distingue deux espèces d'exsudation dans le périmysium du muscle enflammé : l'une, de nature plus particulièrement albumineuse, qui s'accumule par place et forme des foyers purulents, en détruisant peu à peu les fibrilles élémentaires du muscle. C'est ainsi que naissent ces abcès musculaires qui peuvent envahir successivement tout le muscle et communiquer l'inflammation suppurative même au périoste, où il s'attache. Mais il peut arriver aussi que le point de départ, la cause de la myosite, se trouve dans la carie, la nécrose de l'os auquel le muscle se fixe ; c'est ce qui a eu lieu, sans doute, chez le malade qui fait le sujet de notre deuxième observation ; l'inflammation suppurative d'un muscle serait, suivant le professeur Bock, secondaire ou symptomatique de l'affection de l'os, et non pas celle-ci de la myosite toutes les fois que l'os renferme des tubercules, ceux-ci étant beaucoup trop rares dans les muscles. Le professeur Rokitansky admet une opinion un peu différente ; pour lui, l'affection de l'os et celle du muscle naissent à la fois, en même temps, de la même diathèse tuberculeuse.

L'autre espèce d'exsudation, d'après Engel, est de nature plus particulièrement fibreuse, se déposant également dans le tissu cellulaire interstitiel du muscle, sous une forme de gelée grisâtre, dépourvue de vaisseaux, infiltrant les faisceaux musculaires et constituant des espèces de *callus* qui envahissent le muscle par place ou en totalité, qui en rétrécissent et rétractent les fibres de manière à donner lieu à cette induration particulière à laquelle le professeur Velpeau donne l'épithète de ligneuse. Cette espèce d'exsudation s'organise le plus souvent ; sous ce rapport, elle diffère bien de l'exsudation albumineuse ; elle est peu à peu résorbée ; les faisceaux musculaires ne se trouvant plus comprimés et rétrécis par ces callosités reprennent leur tonicité et leurs fonctions normales ; la résolution, la guérison est achevée. Il ressort de nos observations, ainsi que de celles que M. Dionis a rassemblées dans sa thèse, que cette terminaison paraît être la plus fréquente dans l'affection que nous étudions ; son pronostic sera beaucoup plus favorable que celui de l'inflammation suppurative, parce que, ici, il y a à parcourir une phase de plus, pendant laquelle peut même survenir de la gangrène ou des hémorrhagies.

Quant à sa nature, l'inflammation des muscles ne diffère donc pas de l'inflammation du tissu cellulaire ; les phénomènes seuls sont variables et ils dépendent, à intensité et à étendue égales, de l'agencement, de la forme et de la fonction des organes. Les symptômes qui caractérisent la myosite pendant la vie, ainsi que les lésions qu'elle laisse après la mort, ne permettent pas de la confondre avec le rhumatisme musculaire,

2

pas plus que la médication que l'on oppose à l'une et à l'autre de ces affections n'autorise à les ranger sous la même dénomination.

Pour apprécier la valeur d'un traitement, il faut commencer par observer les phases régulières par lesquelles passe l'économie dans sa résistance à l'influence perturbatrice de l'harmonie fonctionnelle : *vis naturæ medicatrix*. Ce point de départ nous manque, en partie, pour la phlegmasie spéciale dont il s'agit ; nous savons seulement, par analogie, que l'inflammation peut se terminer par la résolution, quoique telle n'ait été l'issue ni dans les faits observés par les auteurs qui nous ont précédé, ni dans ceux qui nous sont propres ; qu'elle passe à l'état chronique avec infiltration des tissus, comme cela se présente constamment dans la myosite en produisant l'induration ligneuse si caractéristique, mais dont personne jusqu'ici n'a encore signalé la marche naturelle ; toutefois il est permis d'admettre logiquement, et les faits pathologiques le confirment, que l'exsudation s'organise dans un temps plus ou moins éloigné, que, si cette résolution tardive ne se fait pas, il survient de la suppuration, de la gangrène, la destruction de l'organe ou une résolution secondaire.

La marche de la myosite étant ainsi tracée, voyons comment elle se comporte sous l'influence des agents thérapeutiques qui lui sont opposés. En analysant les faits rapportés par M. Dionis et les nôtres, nous trouvons que les antiphlogistiques, saignées générales et locales, ou bien n'ont amené aucune espèce de soulagement, comme chez le malade qui fait le sujet de l'observation VI de la thèse de M. Dionis, quoique les émissions sanguines abondantes aient été répétées pendant les deux premiers septenaires, de même que chez le malade de notre quatrième observation, qui, à la vérité. n'a perdu qu'une faible proportion de sang à la suite de trois applications de sangsues ; dans les deux cas il y a eu suppuration et induration des muscles phlogosés, ou bien les antiphlogistiques ont modéré les phénomènes inflammatoires généraux et locaux ; la douleur et la chaleur ont cédé en grande partie dans la plupart des autres observations ; mais l'engorgement interstitiel, loin de diminuer, est devenu, par suite de la compression exercée sur les vaisseaux, cause d'une exsudation consécutive dans le tissu cellulaire ambiant, de sorte que le gonflement de la partie malade augmentait de plus en plus, comme dans nos première et quatrième observations.

C'est dans ces circonstances que le mercure a été employé dans l'observation que nous venons de citer, et cela avec un succès variable suivant l'époque à laquelle on y a eu recours. Ainsi, il s'agit de deux hommes également bien constitués, tous deux ayant subi un léger traitement antiphlogistique, nous dirions volontiers préparatoire; des frictions d'onguent napolitain ont été pratiquées chez eux pendant huit jours; chez l'un, trois semaines après le début de la maladie, chez l'autre, dix jours à peine. Aussi l'engorgement diminue, chez ce dernier, dès le quatrième jour; et la résolution est complète dix-huit jours après le commencement du traitement hydrargyrique qui, à la vérité, a été accompagné, dès le quatrième jour, d'une hypersécrétion intestinale et rénale; puis, le septième, de la congestion gingivo-labiale; tandis que chez l'autre malade s'établit une inflammation suppurative, à laquelle il faut opposer les moyens chirurgicaux, et le deuxième jour du traitement mercuriel qui, employé topiquement, irrite le tégument au point d'engendrer une véritable éruption eczémateuse, mais il reste à peu près sans influence sur l'économie générale. La suppuration devient abondante; et, quoiqu'elle forme une véritable dérivation la résolution, n'est complète qu'après trente-sept jours.

D'après des faits analogues, on serait certainement porté à attribuer au mercure une action résolutive bien énergique sur l'inflammation du tissu musculaire; mais, avant de se prononcer et dans l'intérêt de la vérité, il reste à observer l'effet du mercure sur la marche de la phlegmasie aiguë des muscles; notre vénéré maître, dont la logique est si sévère, ne manque pas de nous en fournir l'occasion. L'observation troisième nous retrace, en effet, l'histoire d'un malade qui est soumis, dès le troisième jour de l'inflammation des muscles pectoraux, aux frictions avec l'onguent napolitain. La réaction générale étant peu considérable, toute la médication est bornée à l'usage de ce topique hydrargyrique; mais quatre jours après, l'exsudation inflammatoire augmentant toujours et les teguments soulevés, distendus par l'engorgement des pectoraux commençant à rougir, sans que, toutefois, les symptômes généraux devinssent sensiblement plus graves, un vésicatoire est appliqué sur la tumeur. Nous voyons peu à peu la chaleur et le pouls s'abaisser, le gonflement diminuer et la douleur disparaître; alors des frictions mercurielles sont reprises, et en vingt-deux jours, la résolution est complète, au point que les muscles pectoraux ont repris leur tonicité. Notre observation deuxième présente complétement les mêmes phases : les frictions mercurielles faites au début de la phlegmasie musculaire n'amènent aucun soulagement ; bien plus, la suppuration devient imminente lorsqu'on applique un vésicatoire ; celui-ci est à peine sec que les symptômes aigus sont tombés. Les frictions avec l'onguent napolitain étant reprises ensuite, les muscles recouvrent leurs fonctions normales en douze jours.

Nous voyons donc, par tout ce qui précède, que la myosite, dans sa période d'acuité primitive, paraît devoir être attaquée avantageusement par les émissions sanguines locales quand le sujet les comporte ou que l'inflammation n'occupe que les muscles d'une région ; que le vésicatoire volant doit être préféré toutes les fois qu'il y a contre-indication d'une saignée ou que le tissu cellulaire sous-cutané et les téguments même sont déjà menacés d'être envahis par la phlegmasie ; que le mercure employé au début de la maladie ne paraît exercer nulle influence heureuse sur sa marche, si toutefois telle peut être la conclusion après en avoir fait usage pendant quatre jours seulement et sans avoir attendu une réaction de l'économie ; que les préparations hydrargyriques exercent, au contraire, une action résolutive puissante à la suite de ces premiers moyens et qu'elle devient sensible aussitôt qu'une des fonctions de l'économie est troublée, exagérée ou stimulée.

C'est ainsi que le mercure peut être considéré comme un révulsif, un dérivatif sur l'appareil digestif, ou sur la peau, comme dans le cas cité plus haut ; c'est ainsi qu'il enlève à l'économie certains de ses éléments constitutifs et qu'il peut être placé au rang des médicaments altérants.

Nous nous proposons de revenir tout au long sur la manière d'agir des préparations mercurielles, nous nous contentons de rappeler seulement que les *frictions pratiquées* avec l'onguent napolitain, comme nous l'avons relaté dans nos observations, ont exercé une action thérapeutique sur l'économie, qu'elles n'ont jamais donné lieu à des phénomènes toxiques ni même seulement inquiétants.

CHAPITRE II.

DE L'UTILITÉ DES PRÉPARATIONS HYDRARGYRIQUES DANS L'INFLAMMATION DU TISSU CELLULAIRE.

Parmi les éléments communs ou généraux de l'organisme animal, le tissu cellulaire est, sans contredit, celui qui présente la plus grande abondance, soit qu'on l'envisage sous son aspect aréolaire, comme substance unitive ou conjonctive des différents organes ou appareils de l'économie vivante, soit qu'on l'examine au milieu des formes variées qu'il revêt dans les téguments, les membranes, et tous les organes dont il constitue la véritable trame. Il constitue partout une substance excessivement tendre, souple, élastique, d'un gris blanchâtre, formée de lames, de fibres enchevêtrées, de manière à intercepter des espaces qui communiquent les uns avec les autres et qui sont baignés par le liquide organisable par excellence, le blastème, ou bien remplis de graisse. L'examen microscopique ne nous apprend rien de plus, si ce n'est, toutefois, que ces lamelles se séparent, se décomposent en fibrilles élémentaires, qui se présentent sous la forme de petits fils flexibles, transparents ou blanchâtres, ondulés légèrement et agglutinés entre eux au moyen d'une matière molle, gélatiniforme, homogène ou finement granulée, de manière à former les fibres, les lames et les faisceaux.

Le tissu cellulaire ainsi constitué, agencé et disposé, sans aucun autre but que celui d'unir et de fixer, qu'il se trouve sous la peau, sous les muqueuses, sous une séreuse ou bien autour d'un organe ou des parties constitutives d'un appareil, conserve partout les mêmes fonctions ; il est l'organe unitif, conjonctif, et le milieu parcouru par les vaisseaux et les nerfs. Dans les organes, dans les parenchymes, au contraire, les lamelles, les faisceaux sont arrangés d'une certaine façon, entremêlés de fibres à noyaux ou élastiques, et ainsi il entre, comme élément plus ou moins important, dans la constitution même de l'organe ; il concourt, pour une certaine part, à l'accomplissement des fonctions de l'instrument même ; il subit les modifications, et il souffre dans les désordres qui sont propres à ce dernier. Nous n'entendons parler, dans ce chapitre, que de la première espèce de tissu cellulaire ; toutes les affections qui l'envahissent présentent un ensemble de caractères communs, quelle que soit la région lésée et quelle que soit la nature de la maladie.

La richesse de la vascularisation, la végétation active du tissu cellulaire unitif en font un des éléments les plus disposés aux phlegmasies, et aujourd'hui, moins encore qu'à l'époque à laquelle Bichat écrivit son anatomie générale, nous ne pouvons admettre l'opinion de Bordeu qui considérait le tissu conjonctif, comme formant une barrière insurmontable à l'inflammation des organes qu'il entoure; l'anatomie pathologique est venue confirmer, bien au contraire, les vues élevées de Bichat « en nous montrant, comme il dit, les maladies passant d'un organe dans le tissu qui l'entoure, et de ce tissu dans les organes voisins. » (T. I. p. 34.) Ce qui ne veut pas dire cependant que le tissu cellulaire ne puisse aussi s'enflammer primitivement, d'une manière idiopathique, quoiqu'il ne soit pas toujours facile, ainsi que le déclare déjà le professeur Grisolle, dans son savant Mémoire sur le phlegmon des fosses iliaques, (in Arch. gal. IIIᵉ série. T. IV), de saisir la cause qui a présidé au développement de la phlegmasie cellulaire.

L'inflammation du tissu conjonctif s'annonce par une congestion, une stase sanguine, c'est-à-dire un état d'hyperœmie qu'on reconnaît d'abord, par une injection irrégulière, sous l'aspect de traînées rouges ou détachées; puis il se fait une imbibition plus grande et la rougeur devient uniforme. Cette exsudation morbide, qui est déposée dans les mailles et entre les lamelles du tissu cellulaire, qui détruit l'élasticité et la contractilité de cette substance unitive, pourrait être, comme dans toute autre phlegmasie, de nature albumineuse, fibreuse, séreuse ou hémorrhagique; mais, dans la plupart des cas, et surtout quand l'inflammation est très aiguë, ou qu'elle s'établit chez un sujet vigoureux, l'exsudation est très-riche en albumine et disposée, par conséquent, à se transformer rapidement en pus; elle est séreuse lorsque le liquide transsudé, quoique renfermant de l'albumine, est à peu près ou complétement incolore; à cet état, elle est éminemment plastique et peu disposée à se métamorphoser en pus. Ce n'est que dans les petits foyers d'inflammation du tissu cellulaire que semble, suivant le professeur Bock, se déposer une exsudation fibreuse; enfin l'exsudation hémorrhagique est rare dans le tissu conjonctif, d'après le professeur Engel; elle ne semble se produire que dans l'inflammation qui résulte d'une cause mécanique.

Le liquide qui imbibe le tissu cellulaire phlogosé peut s'or-

ganiser et participer de nouveau aux métamorphoses physiolc-
giques; c'est ce qui arrive principalement quand l'élément
séreux y prédomine; c'est là une terminaison heureuse, une
résolution véritable qui est plus rare quand l'exsudation est
hémorrhagique ou fibreuse ; dans ces circonstances, la lenteur
de la résorption est telle, qu'il subsiste dans les mailles, plus
ou moins longtemps, tantôt des dépôts, des taches de pigment,
tantôt des indurations fibreuses et calleuses ; alors la marche
de l'inflammation est chronique, et s'il se forme du pus, celui-
ci est circonscrit dans un foyer délimité, bien différent, sous
ce rapport, de l'abcès aigu qui s'étend primitivement entre les
lames ramollies du tissu ; mais, dans l'un et l'autre cas, il peut
survenir, ou bien une organisation secondaire ou bien une
inflammation suppurative qui détruit les parties voisines et le
pus se déverse au dehors, en vertu de cette tendance, signa-
lée, étudiée par Hunter, qu'ont les abcès de s'ouvrir à l'extérieur.

Que l'inflammation du tissu conjonctif soit circonscrite ou
diffuse, primitive ou secondaire, aiguë ou chronique, les phases
que nous venons de décrire sont celles qu'elle parcourt, pour
ainsi dire, forcément, quelle que soit d'ailleurs la partie du
corps où on l'observe : partout se présentent les caractères du
phlegmon : cependant les mêmes phénomènes ne présentent
pas la même gravité dans toutes les régions de l'organisme et
les symptômes sont modifiés par le voisinage de l'organe
qu'entoure le tissu phlogosé. C'est pourquoi les pathologistes
modernes, éclairés par l'anatomie morbide, nous paraissent
avoir raison de consacrer une dénomination et une description
particulières aux phlegmasies du même tissu unitif, suivant
l'organe dont l'atmosphère cellulaire est enflammée, et d'admettre ainsi des périnéphrites, péricystites, pérityphlites, etc.
En effet, s'il est admis, en général, que le tissu conjonctif peut
s'enflammer idiopathiquement ou par une cause traumatique;
il n'est pas moins démontrable, et le professeur Bamberger
(*in Handb. der spec. Patholog. und Therapie, de Virchow*;
T. VI, p. 365), en indiquant les causes de la pérityphlite, dit
formellement que l'inflammation peut se propager du cœcum
et de son appendice, ou du péritoine, au tissu cellulaire du
bassin; ou bien, elle est secondaire et se déclare à la suite
de l'inflammation d'un muscle, de la carie d'une vertèbre, ou
de tout autre os.

Ce ne sont pas là seulement des vues théoriques; les faits

d'anatomie pathologique les plus concluants peuvent leur servir de base et, pour ne parler d'abord que du tissu cellulaire
périphérique des organes abdominaux, nous avons été bien
surpris de vo'r M. Grisolle, non pas nier absolument la possibilité de transmission de la phlegmasie ileo-cœcale au tissu
cellulaire des fosses iliaques, mais déclarer que cette propagation n'a pas encore pu être démontrée, quand lui-même
se charge, dans son propre Mémoire, de cette démonstration,
en rapportant la deuxième observation. Il s'agit, en effet, de
l'inflammation et de la perforation de l'appendice cœcal, qui a
communiqué l'inflammation au tissu cellulaire retro-cœcal, et
décollé le cœcum et le colon ascendant. D'ailleurs, l'auteur
ajoute, sans s'appuyer toutefois sur ce fait, « que les phlegmons
iliaques succédaient quelquefois à l'inflammation de quelque
organe voisin. » (Loc. c.t. p. 48.) Depuis cette époque, sa manière de voir a été modifiée un peu; ses idées, sur cette question, sont devenues plus nettes et plus précises; en effet, il
admet et décrit bien distinctement, dans les dernières éditions
de sa pathologie interne, une inflammation du tissu cellulaire
idiopathique ou primitive, et une inflammation secondaire ou
symptomatique.

Quelque logique que soit une théorie et quelque imposante
que soit une autorité, ni l'une ni l'autre ne valent que par les
faits sur lesquels elles se reposent, et nous avons la plus
grande difficulté pour en trouver, dans les annales de la science,
qui soient assez complets pour pouvoir éclairer la question
qui nous occupe. Aussi n'avons-nous que deux observations
nécropsiques de typhlites à citer à l'appui de l'opinion que
nous défendons. Elles sont du Dr Ernsts, qui les a consignées
in Med. Corresp. Bl. rhein. und westphæl. Aerzte, 1843. Dans la
première, il s'agit d'une femme de 30 ans, sujette à des constipations opiniâtres, principalement quand elle se serrait dans
son corset ; mais, dans les deux dernières années de sa vie, les
fèces se sont accumulés dans le gros intestin, de manière à
former des tumeurs molles, indolentes, empâtées, et dispa-
raissant après l'excrétion de matières stercorales durcies, à la
suite d'une médication antiphlogistique et de purgatifs, lorsque
survint une péritonite foudroyante qui enleva la malade en quelques heures.

A l'autopsie, on trouve dans la cavité péritonéale une sérosité
citrine contenant du pus, du sang et des matières stercorales ;
une exs·dation lymphatique remplissant les mailles du tissu -

cellulaire qui tapisse les faces libres du cœcum, s'étend, en bas, jusque dans le tissu aérolaire du bassin, et en haut, jusqu'à l'arc du colon; des matières stercorales durcies sont dans ce dernier organe et dans le cœcum qui s'ouvre largement, par une ulcération à bords frangés et indurés, dans la cavité péritonéale; la face interne du cœcum présente, en outre, six autres ulcérations dont l'une est tellement profonde, qu'elle a déjà altéré l'enveloppe séreuse de l'intestin; dans les autres points, les parois du cœcum sont épaissies, elles sont considérablement injectées, de même que le tissu cellulaire ambiant et l'appendice vermiforme dont le volume est semblable à celui de l'intestin grêle.

L'obstruction du cœcum et de son appendice a été effectivement la cause première de l'inflammation de ces organes; en rétablissant la liberté du canal alimentaire, on voit disparaître les tumeurs iliaques avec tous les symptômes alarmants; mais, après une seconde obstruction, l'inflammation envahit toute l'épaisseur des parois de l'intestin et se propage au loin dans le tissu cellulaire, en y déposant le produit essentiel de la phlegmasie; celle-ci n'a pas été jusqu'à la suppuration, parce que les lésions du cœcum ont pris une marche trop promptement mortelle; mais la transmission de la phlegmasie iléocœcale au tissu conjonctif ambiant nous paraît ici de la plus grande évidence.

Le second cas, que nous empruntons au même auteur, n'est pas moins concluant; il se rapporte à une femme de 42 ans qui, à l'âge de 18 ans, dissimulait une grossesse à force de se serrer dans ses corsets, et qui, depuis lors, a conservé cette funeste habitude. En décembre 1835, elle avait dans la fosse iliaque droite une tumeur arrondie, empâtée, indolente, ne devenant le siége de douleurs légères que quelques heures après les repas; le ventre était ballonné, les selles irrégulières et l'appétit bon; le pouls était faible, petit et lent, l'abattement était général. Le diagnostic porte : paresse du cœcum, tympanite et rétention prolongée des matières stercorales. Les purgatifs légers dissipent la tumeur iliaque et amènent de l'amélioration pendant quelque temps. Au mois de mars suivant, la malade voit succéder à l'époque menstruelle d'abondantes fleurs blanches qui ne disparaissent que le 26 juin, après avoir fait usage, pendant huit jours, de seigle ergoté. Le lendemain, elle se plaint de douleurs vives dans le ventre; la pression la plus légère au niveau de la région iliaque droite est très-sensible; la douleur augmente pendant la station verticale, et elle est moindre, quand la cuisse est fléchie sur le bassin: la constipation dure depuis deux jours ; le pouls est petit, la chaleur un peu élevée. Saignée de six onces, application de 30 sangsues sur le ventre ; huile de ricin et lavements purgatifs. Le 28, il y a 4 petites selles muco-sanguinolentes; le ballonnement devient plus considérable ; des éructations de gaz fétides surviennent. Nouvelle application de 30 sangsues, frictions mercurielles et lavements purgatifs. Les phénomènes s'aggravant vers le soir, des vomituritions et des vomissements se montrent ; le lendemain, la malade vomit des matières stercorales. Application de 30 sangsues, prises de calomel et de jusquiame ; mais l'état empire et la mort arrive le 30 juin. L'examen cadavérique fait voir que le péritoine est légèrement injecté et sa cavité remplie d'un liquide jaunâtre mélangé de matières stercorales ; le tissu cellulaire qui entoure le cœcum est imbibé d'une exsudation lymphatique; à l'embouchure de l'appendice vermiforme dans le cœcum, existe une perforation infundibuliforme; à ce niveau, les parois du gros intestin sont remplacées par un tissu dur, cartilagineux, de même que celles de l'appendice qui renferme en outre, un noyau, comme pierreux, de matières stercorales endurcies.

L'auteur a bien raison de ranger ces deux faits parmi les typhlites; l'autopsie, cependant, a permis de constater l'existence de la phlegmasie du cœcum avec une extension bien légère dans le tissu cellulaire ambiant; mais, dans l'un et l'autre cas, les phénomènes prédominants se sont passés dans l'intestin, toute la gravité même découlait des désordres survenus dans cette portion du tube digestif; le tissu conjonctif n'a pas suppuré, il était cependant fortement injecté et imbibé par des produits phlegmasiques ; il s'est enflammé secondairement et par voisinage. C'est ce que nous tenions à prouver par l'anatomie pathologique avant de faire connaître nos observations de pérityphlites purement cliniques, puisque nous avons été assez heureux de ne constater que des cas de guérison.

OBSERVATION I. — *Pérityphlite aiguë, remontant à cinq jours, accompagnée de réaction fébrile, d'un peu de péritonite locale.—26 sangsues en 2 fois. — Cataplasmes, calomel pendant cinq jours — Frictions mercurielles pendant neuf jours.*

Le 3e jour. *Selles verdâtres.*
Le 4e » *Urines abondantes, diarrhée.*

Le 9e   »   *Ulcération de la muqueuse buccale.*
Le 10e »   *La résolution est complète.*
Le 12e »   *Guérison. Sortie.*

      Salle Sainte-Vierge, n° 15, hôpital de la Charité.

Le nommé Darcy, cordonnier, âgé de **18** ans, est entré dans le service de M. Velpeau, le **2** février **1850**, et sorti le **15** du même mois.

Antécédents. — D'une faible constitution, d'une taille petite, ayant des yeux gris, des cheveux châtains, des téguments pâles, des chairs molles et peu d'embonpoint, ce jeune homme s'est toujours bien porté; il n'a eu qu'une blennorrhagie, il y a un an, qui a duré trois mois. Il vit à Paris, où il est né, dans des conditions hygiéniques assez bonnes.

Il y a quatre jours, il sent subitement de vives douleurs dans la fosse iliaque droite, mais sans selles; les urines sont bien rendues. Il cesse le travail et en rentrant se coucher, il perd connaissance pendant un quart d'heure environ. Il a des frissons et de la chaleur, de la soif et de l'inappétence, la nuit est agitée. Un cataplasme est maintenu sur le ventre. Le lendemain, même douleur; cependant une évacuation a lieu et soulage beaucoup le malade qui garde le repos; il mange encore un peu. Le troisième jour, les coliques reprennent avec plus d'intensité, il survient une faible toux dont les efforts suffisent pour provoquer un vomissement de matières jaunes verdâtres et amères, suivi d'un soulagement momentané. Les cataplasmes sont continués et le lendemain, quatrième jour, l'inappétence est plus grande, les selles manquent toujours; le progrès du mal le décide à se faire porter à l'hôpital.

Etat actuel (3 février). Couché sur le côté droit, le malade se plaint de douleurs très-vives dans la fosse iliaque du même côté, où il y a tension, ballonnement depuis l'arcade crurale jusqu'aux dernières côtes et jusqu'au nombril; la ligne blanche forme comme une limite en dedans; la saillie la plus proéminante répond au niveau du cœcum; il n'y a point de changement dans la coloration normale des téguments; la palpation n'est supportée qu'avec peine, elle fait percevoir derrière la paroi abdominale une masse peu résistante, mollasse, peu mobile, régulière sans bosselures et qui ne paraît pas se prolonger profondément dans la fosse iliaque; la douleur aiguë que cette exploration éveille empêche de limiter, cependant, la tumeur et de sentir distinctement les bosselures du gros intestin. La percussion pratiquée à ce niveau donne une sonorité plus grande, un véritable bruit hydraérique se perdant et étant remplacé par de la matité à mesure qu'on s'approche de la crête iliaque. Les coliques persistent, quoiqu'elles soient moins intenses; point de selles depuis son entrée à l'hôpital, point de vomissements non plus, mais quelques éructations gazeuses. Pulsations **104** assez serrées, petites, égales; bruits du cœur normaux; chaleur peu intense; soif médiocre, langue couverte d'un faible enduit blanchâtre, urines normales; l'auscultation de la poitrine n'apprend pas moins que la percussion l'intégrité des viscères y contenus; point de troubles des fonctions intellectuelles.

14 sangsues sur la fosse iliaque; cataplasmes et, dans les 24 heures, 4 paquêts de calomel, chacun de 0.05,—1 bouillon, 1 potage et gomme sucrée 1 pot.

4 février. — Moins de douleur, même ballonnement du ventre, des gargouillements avec degagement de gaz par en haut et par en bas, point de selles, de nausées ni de vomissements, un peu de sommeil et de l'appétit. Pulsations, 88-90, sueurs abondantes, un faible épistaxis.

Frictions avec onguent napolitain 2 fois par jour, 2 bouillons et 2 potages, le reste *ut supra*.

5 février. — Le malade s'est levé hier, de sa propre autorité; la nuit a été agitée, la douleur abdominale occupe toute la région de l'hypocondre droit, la tension du ventre n'est pas augmentée, la sonorité est la même, la tumeur iliaque est encore douloureuse à la palpation; deux selles verdâtres liquides ont eu lieu avec gargouillement, sans de fortes coliques; urines normales; langue humide, chargée d'un peu de mucosité; soif vive; pulsations 90, moins fortes.

12 sangsues, diète, le reste *ut supra*.

6 février. — Douleurs et tension abdominale moindres; quatre selles toujours verdâtres sans traces de pus, urines plus abondantes, les sueurs diminuent; haleine fétide; tuméfaction légère de la muqueuse gengivale; sa coloration est peu modifiée.

Ut supra, moins les sangsues.

7 février. — Douleurs iliaques diminuées, quatre selles verdâtres, toujours des éructations, urines normales, sueurs abondantes, elles surviennent dès que le malade reste tranquille. Tuméfaction et rougeur de la muqueuse buccale, celle des gencives est saignante au moindre frottement, pas de douleurs de dents, haleine fétide mercurielle, pas de salivation; 82 pulsations peu dépressibles.

Ut supra.

8 février. — Le dégonflement sensible du ventre permet de palper et de délimiter la tuméfaction de la fosse iliaque : elle forme une masse empâtée, ovoïde, sans gargouillement ni fluctuation, située profondément, étant encore douloureuse dans la partie moyenne entre la crète iliaque et le nombril où la percussion donne un son assez clair, tandis que profondément la matité est complète; il y a moins d'éructation; la langue est large, pâteuse; deux selles verdâtres, urines normales; les sueurs ont manqué; muqueuse gengivale douloureuse, gonflée, sa rougeur est plus vive.

Suppression du calomel; les frictions, cataplasmes, bouillons et gomme sont continués.

9 février. — La coloration des selles est plus jaune, la langue moins pâteuse, le pouls petit, dépressible; rougeur vive de la muqueuse gengivale; appétit très-grand.

Une portion, le reste *ut supra*.

11 février. — Dégonflement presque complet de la tuméfaction de la fosse iliaque; plus de douleurs. Selles normales. La muqueuse génale

forme un bourrelet d'un rouge vif qui répond à la sertissure des dents ;
pas de salivation et peu de sueurs.

Ut suprà.

12 février. — Les fonctions digestives sont normales; cependant la
mastication est douloureuse par la sensibilité plus grande des dents et
par l'existence de petites taches ulcéreuses rouges sur la muqueuse génale, au niveau des dernières molaires droites. Point de salivation ; pulsations fréquentes, **90** à **95**, petites, assez dépressibles; sueurs bien diminuées. Le malade se lève ; il ne sent que de la gêne dans le flanc droit,
de douleur point.

Ut suprà, moins les frictions.

13 février. — Le pouls est moins accéléré ; l'appétit très bon. Deux
portions.

15 février. — Il ne reste plus qu'un peu d'induration et d'empâtement au fond de la fosse iliaque, à peine sensible à une forte pression ;
la digestion se fait bien ; les ulcérations génales sont cicatrisées et re-
vêtues d'une couche mince de concrétions couenneuses; le pouls, faible,
est à peu près normal.

Le malade se sent tellement bien qu'il est impossible de le retenir
plus longtemps à l'hôpital.

Les symptômes qui caractérisent la maladie qui fait le sujet
de cette observation sont : une douleur initiale au niveau de la
fosse iliaque droite coïncidant avec une constipation prolongée et des vomissements, s'exaspérant à mesure que cette région du ventre se gonfle, se ballonne; l'apparition prompte
d'une tumeur superficielle ayant une sonorité tympanique ;
ces phénomènes de début prouvent assez clairement l'existence
d'une phlegmasie du cœcum et d'une péritonite locale; mais la
douleur diminuant à mesure que la fièvre tombe, que les matières du tube digestif reprennent leur cours, que le ventre
redevient flasque et permet de délimiter une tumeur mate
profonde dans la fosse iliaque, bien différente de la précédente,
la rapidité avec laquelle ces phénomènes succèdent aux pré-
cédents, tout cela nous autorise bien certainement à dire que
l'inflammation s'est propagée du cœcum dans le tissu cellulaire
ambiant. Mais ce qui surprend le plus dans cette observation,
c'est sa marche si rapide, c'est sa terminaison heureuse en
quelques jours, grâce à la puissante révulsion que le mercure
a produite sur le tube digestif et sur l'appareil uropoétique.
Aussi, quoique, à l'époque à laquelle nous avons perdu de vue le
malade, il y eût encore de l'empâtement dans la fosse iliaque
droite, on pouvait néanmoins considérer la guérison comme
étant assurée, et rien ne faisait soupçonner le retour des mé-

mes phénomènes, comme cela a lieu dans l'affection chronique, ainsi que le fait suivant va nous le montrer.

Obs. II. — *Périlyphlite chronique*, liée à une paresse fonctionnelle du cœcum. — *La 1re exacerbation remonte à six mois ; la 2e à quatre mois; la 3e a pour caractères : douleur de la moitié droite de l'abdomen; tumeur bosselée douloureuse, adhérente au fond de la fosse iliaque, peu délimitée ; réaction fébrile, suppuration, issue du pus par l'intestin.*

Le 1er jour, *large vésicatoire ;*
Du 4e au 16e jour, *frictions avec onguent napolitain :*
Le 21e jour, *vésicatoire ;*
Le 26e jour, *huile de ricin ;*
Le 56e jour, *nouvelles frictions.* — *Vésicatoire.*
Après 2 jours, *faible augmentation dè la salive ; sueurs abondantes ;*
   » 12 » *la tumeur s'affaisse.* — *Salivation.* — *Ulcères buccaux.*
   » 17 » *tuméfaction.* – *Empâtements profonds.*
   › 23 » *mouvement fébrile, gargouillement fin.* — *Fluctuation douloureuse de la tumeur.*
   » 26 » *plusieurs selles diarrhéiques, fétides, purulentes.*
   » 37 » *la tumeur s'est affaissée.* — *Empâtement profond.* — *Selles normales.*
L'empâtement n'est pas disparu ; il est peu gênant. — *Le malade s'en va le 67e jour.*

Salle Sainte-Vierge, no 36, hôpital de la Charité, service de M. Velpeau.

Le nommé Douceat, domestique, âgé de 26 ans, est entré le 11 février 1850 et sorti le 12 avril suivant.

Antécédents. — Cet homme, d'une taille ordinaire, d'un embonpoint très médiocre, a les chairs flasques, les téguments pâles; sa constitution paraît affaiblie, détériorée par une maladie aiguë récente, par des fatigues, peut-être aussi par les excès; il avait joui d'une bonne santé jusqu'au 26 septembre 1849 ; il n'a jamais eu d'affection syphilitique.

La maladie aiguë dont il souffrit à cette époque se caractérisait par de la constipation et des douleurs siégeant dans le côté droit du ventre, qui ont cédé à une application de sangsues, à des onctions mercurielles et à des purgatifs ; une abondante salivation s'ensuivit : elle tarit par la cessation du traitement mercuriel ; il lui restait alors une contraction des muscles fléchisseurs de la cuisse droite; l'extension et la flexion étaient également impossibles ; la peau du membre semblait comme engourdie. En se levant, au bout de sept semaines, il dit que son ventre était déjeté à gauche, que la paroi antérieure de l'abdomen du côté droit était comme fixée au fond de la fosse iliaque; elle formait ainsi une véritable excavation. Il put reprendre, en partie, ses occupations, mais bientôt il s'aperçut que cette excavation se comblait, que les constipations devenaient plus fréquentes ; puis les mouvements devenaient douloureux, une tumeur proéminait au-dessus de l'arcade crurale, des élancements s'y faisaient sentir, des frissons, de la chaleur survinrent ; tout le côté droit du ventre était gonflé. Le malade entra pour la première fois à l'hôpital, au numéro 13 de la même salle, le 16 novembre 1849.

La réaction fébrile, la sensibilité très-vive de la tumeur iliaque, la constipation cèdent à quelques bains ; la rougeur des téguments et la tuméfaction profonde sont combattues par l'application d'un vésicatoire et par des onctions mercurielles faites deux fois par jour pendant trois semaines sans accidents ; le malade sort de l'hôpital le 15 décembre 1849, n'ayant plus qu'une tuméfaction indolente, grosse comme un œuf, dans la fosse iliaque ; le membre pelvien droit a recouvré ses mouvements et sa sensibilité, excepté sur une largeur d'environ 2 centimètres au niveau de la saphène interne.

Bientôt les selles deviennent plus rares ; il ressent des douleurs dans le côté droit du bas-ventre, après des travaux fatigants ; elles s'apaisent pendant la nuit par l'application d'un cataplasme ou d'un topique calmant ; mais la tumeur iliaque redevient de nouveau proéminente et plus douloureuse ; il rentre une seconde fois, le 12 février 1850, dans le service de M. Velpeau, et cette fois il couche au n° 36.

Etat actuel. — La moitié droite du ventre est tendue, tuméfiée, bosselée, une tumeur douloureuse, solide, peu dure, immobile, offrant quelques inégalités, fait saillie dans la fosse iliaque ; elle est adhérente au fond de cette excavation et s'étend jusqu'à l'arcade crurale, au niveau du passage des vaisseaux fémoraux ; elle est peu délimitée en haut, la palpation étant trop douloureuse ; elle donne à la percussion, au niveau de la fosse iliaque, un son mat qui devient de plus en plus clair à mesure qu'on s'élève vers l'hypocondre et vers la région ombilicale ; il n'y a d'ailleurs ni fluctuation, ni gargouillement ; les téguments qui la recouvrent sont rouges, chauds, sensibles également à la pression.

L'insensibilité de la peau sur le trajet de la veine saphène interne persiste ; cette bande, depuis l'arcade crurale jusqu'à la malléole interne, ne paraît jamais se couvrir de sueurs ; pulsations, 96, peu fortes, égales ; point de bruits anormaux au cœur ; langue humide, couverte d'un faible enduit blanchâtre ; appétit peu modifié ; ni nausées, ni vomissements, pas d'éructations gazeuses ; selles rares obtenues par des lavements ; urines normales ; les fortes inspirations éveillent de la douleur dans le bas-ventre ; ni toux, ni expectoration ; chaleur modérée.

Un large vésicatoire est appliqué sur le ventre ; le malade mange deux portions ; tisane commune.

16 février. — La douleur est bien moins vive ; la palpation de la tumeur est plus aisée et permet de constater qu'elle est adhérente, immobile au fond de la fosse iliaque, se prolongeant jusque dans le canal crural ; elle n'entrave en rien la circulation dans le membre pelvien.

Deux frictions avec de l'onguent mercuriel sont faites par jour ; le reste *ut suprà*.

18 février. — Il survient un peu d'empâtement de la bouche, de tu-

méfaction et de rougeur dans la gouttière gingivo-labiale; l'haleine est mercurielle, la salive est plus abondante; un mouvement fébrile accompagne cette réaction, et de la sueur recouvre parfois le corps.

Ut suprà.

22 février. — Il n'y a plus de ptyalisme; la tumeur indolente du ventre diminue lentement, insensiblement; toujours un peu de sueur. Le pouls est accéléré, petit, dépressible.

Ut suprà.

28 février. — La tumeur s'est beaucoup affaissée, la paroi abdominale est plus souple et permet de constater, au niveau du tiers moyen de l'arcade crurale, une matité presque indolente qui s'avance, en haut, en forme d'angle, dans le fond de la fosse iliaque. Il est survenu un peu de fourmillement dans le membre pelvien correspondant, mais point de modification dans l'insensibilité de la peau.

Au niveau de la canine et de la première molaire supérieure droites se montrent deux petites plaques ulcérées de forme lenticulaire, à surface blanche recouverte par de la concrétion couenneuse. La muqueuse gingivale est tuméfiée, rouge, surtout dans la gouttière gingivo-labiale; il survient de la salivation, de l'inappétence; les urines sont plus faciles et plus abondantes. Moins de sueurs.

Les frictions sont supprimées; le reste *ut suprà.*

5 mars. — Les ulcérations de la muqueuse gingivale sont cicatrisées, la salivation est tarie, l'inappétence est un peu moindre. La matité, la tuméfaction de la fosse iliaque persistent; la sensibilité même augmente à la pression. — Un vésicatoire volant y est appliqué. — Le reste *ut suprà.*

7 mars. — Depuis l'application du vésicatoire, il est survenu une douleur plus vive dans l'hypocondre droit et se prolongeant dans le fond de la fosse iliaque; le malade a été pris d'un frisson suivi de chaleur, la nuit a été agitée, le pouls est plus accéléré; soif modérée, inappétence, pas de selles, urines moins abondantes, pas de sueurs.

11. — La tension du ventre est plus grande; la tumeur iliaque devient proéminente au-dessus de l'arcade crurale; la palpation y décèle une espèce de gargouillement fin, se prolongeant dans le fond de la fosse iliaque; des douleurs lancinantes se propagent jusque dans l'articulation coxo fémorale, ainsi que dans le testicule droit, et l'obligent à fléchir la cuisse sur le bassin. 110 pulsations petites, serrées; chaleur à la peau; soif vive; inappétence; pas de selles depuis deux jours.

16 gramm. d'huile de ricin, des cataplasmes et de la g. sp. sont prescrits. — Diète.

13 mars. — Plusieurs évacuations alvines ont été obtenues. Nous ne pouvons savoir si elles contenaient du pus; toutefois, la tumeur est affaissée, laissant de l'empâtement, de la matité dans la région cœcale, les douleurs lancinantes ont cessé, le membre pelvien s'étend et se fléchit presque également. Le pouls est tombé à 80.

Cataplasme, g. sp. — Diète.

15 mars. — Des selles fréquentes de matières liquides, contenant du

pus, persistent ; le pouls est à 74 ; il est petit, faible et régulier ; l'appétit revient.

Une portion ; le reste *ut suprà*.

25 mars. — Les fonctions digestives sont devenues normales ; les forces, jusqu'ici très-prostrées, semblent revenir ; mais la matité, la tuméfaction indolente de la fosse iliaque persistent.

Deux portions ; le reste *ut suprà*.

10 avril.—Le malade se lève ; la marche est un peu gênée, pas douloureuse ; la paroi abdominale est flasque, affaissée ; une concavité bien évidente existe au-dessus de l'arcade crurale, entre l'épine iliaque antéro-supérieure et l'ombilic ; la souplesse de cette paroi permet de délimiter une tumeur empâtée, égale, indolente, appliquée contre l'arcade fémorale, et s'étendant de l'épine iliaque antéro-inférieure à celle du pubis, dont le plus grand diamètre, environ 4 centimètres, répond au trajet des vaisseaux iliaques. Plus haut et plus profondément, la palpation, peu douloureuse, donne la sensation d'un gargouillement au niveau du cœcum, entouré d'un empâtement indolent qui persiste jusqu'au dessous du rein droit et s'étend vers l'ombilic.

L'insensibilité de la peau, dans le trajet de la saphène interne persiste, et la palpation profonde de la fosse iliaque éveille une douleur qui répond au genou. 72 pulsations égales, faibles ; point de trouble fonctionnel.

Les frictions mercurielles sont reprises deux fois par jour. — Deux portions ; tisane commune.

18 avril — Il survient un peu plus de sensibilité dans la tumeur, sans réaction générale , sans dérangement notable. Les forces reviennent au contraire.

Suppression des frictions et application d'un vésicatoire sur le ventre.

19 avril. — Il est résulté seulement quelques phlyctènes, qu'un pansement simple sèche promptement ; l'empâtement de la région iliaque est moins douloureux.

21 avril. — Le mieux se maintenant et le malade se sentant capable de se rendre utile, rentre chez lui, en promettant de continuer le même traitement.

Dans cette longue observation, il s'agissait principalement de faire ressortir l'enchaînement des phénomènes, depuis l'apparition des premiers symptômes, remontant à plus de six mois et pouvant se rapporter à une phlegmasie du cœcum, du péritoine qui s'est propagée dans le tissu cellulaire ambiant et même sous le fascia iliaca jusqu'entre les faisceaux des muscles psoas et iliaque du côté droit; la gêne des mouvements du membre pelvien en est la preuve et la conséquence. La fosse iliaque conserve de la tuméfaction, de l'empâtement indolent qui devient le point de départ de nouvelles exacerbations aiguës, caractérisées par des douleurs, du gonflement et de la rougeur même des téguments de la région iliaque, en même temps qu'il y avait de la constipation, mais avec peu de réaction fébrile. Ces symptômes se rapportent donc nettement à une inflammation du tissu cellulaire de la région profonde et superficielle ; l'acuité des phénomènes cède à l'application d'un vésicatoire, à des bains et aux frictions mercurielles ; mais, cette fois encore, la résolution complète n'est pas obtenue et nous voyons survenir bientôt une troisième exacerbation aiguë dont nous venons de rappeler toutes les phases ; elle nous permet de constater les symptômes de l'engorgement inflammatoire du tissu cellulaire de toute la fosse iliaque jusqu'à l'arcade crurale et jusque dans la région rénale droite avec une obstruction incomplète du gros intestin, du pus de péritonite locale et de la fièvre modérée ; la même médication, qui semblait avoir triomphé une première fois, amène de nouveau une amélioration sensible, mais les efforts de l'organisme demeurent impuissants ; l'exsudation, de nature probablement peu organisable, appelée depuis si longtemps dans le tissu laminaire par un état de phlogose habituelle, s'altère, se transforme en pus ; une fièvre suppurative s'allume et ouvre la voie de l'intestin à l'écoulement de ce produit pathologique. Les tuméfactions de la région iliaque et abdominale s'affaissent, mais en laissant une induration profonde dans la fosse iliaque et au-dessus du ligament de Poupart ; l'état général s'améliore et les forces reviennent sensiblement, quoique la résolution ne fût pas complète quand le malade quitta l'hôpital.

Nous ne pensons pas qu'il soit nécessaire d'insister plus longuement sur la possibilité de la transmission de la phlegmasie iléo-cœcale au tissu cellulaire ambiant ; nous serions bien plutôt porté à demander au professeur Bamberger sur quelles observations il fonde sa croyance à l'existence d'une pérityphlite idiopathique ; mais, quoiqu'il en soit de cette dernière opinion, les pathologistes modernes sont à peu près d'accord avec notre illustre Bichat sur la propagation de l'inflammation du tissu aréolaire d'une région à celui des régions voisines, et notre observation suivante vient témoigner de cette vérité.

Observation III. — *Phlegmon abdominal partant de la région ombilicale droite et s'étendant jusque dans la fosse iliaque : Souplesse, indolence de la paroi abdominale. Le décubitus gauche donne une sensation de pesanteur insupportable.*

Le 1er jour, 6 ventouses ;

Le 2ᵉ, vésicatoire volant ;
Du 7ᵉ au 9ᵉ, trois doses de 5 centigrammes calomel ;
Le 9ᵉ, 30 sangsues ;
Du 10ᵉ au 17ᵉ, frictions mercurielles et cataplasmes ;
Au 35ᵉ, bains simples, alimentation.
Après 8 jours, la tumeur est douloureuse, lancinante, fluctuante, chemine
vers le pubis.
Après 13 jours la tumeur s'affaisse. Les selles liquides renferment du
pus.
« 20 selles normales, urines abondantes, ulcères buccaux.
Il ne reste que de l'empâtement profond, indolent.
« 34 surviennent des douleurs sciatiques.
Le 52ᵉ jour, guérison, sortie.

Salle Saint-Charles, nᵒ 18. — Hôpital de la Charité.

Le nommé Plard, menuisier, âgé de 31 ans, est entré le 26 février 1850 et sorti le 20 avril suivant.

Antécédents. — Cet homme, doué d'une constitution robuste, dont les chairs sont fermes et les téguments d'un teint pâle et foncé, se porte bien d'ordinaire ; il vit dans de bonnes conditions hygiéniques.

Il y a huit jours que, sans cause connue, il est pris de douleurs vives dans le ventre, mais surtout dans l'hypocondre droit, accompagnées de nausées et de vomissements qui augmentent encore les douleurs ; le lendemain, le mal s'est localisé dans l'hypocondre droit où il persiste depuis ; des selles liquides surviennent, de l'anorexie, de la fièvre, des frissons à plusieurs reprises, de la chaleur, de l'agitation la nuit. Il garde le repos : se trouvant un peu mieux le jour suivant, il veut retourner au travail, mais il dut bientôt le quitter et rentrer à l'hôpital. Le malade nous rappelle cependant que, six jours avant de ressentir les douleurs du ventre, il a soulevé un poids de 5 à 600 livres ; toutefois, nulle douleur n'a accompagné ni suivi cet effort.

27 février. — *État actuel.* — Le malade est couché sur le flanc droit, le décubitus gauche est impossible et le dorsal permet de constater du ballonnement dans tout l'hypocondre droit, de la rénitence et une sensation de bosselures au niveau du ventre supérieur du droit de l'abdomen jusque vers l'ombilic ; point de fluctuation ni de gargouillement, ni de déplacement, point de changement de coloration de la peau, la pression éveille de vives douleurs ; par la percussion, on obtient un son obscur au devant du colon ascendant ; pas de hoquet, pas de douleurs lombaires ; le décubitus gauche donne la sensation d'une pesanteur douloureuse. Une fièvre modérée, de l'abattement, de l'inappétence, des selles liquides accompagnent ces symptômes. Les urines sont normales ; point de gêne de la respiration ; point de teinte ictérique, le foie conserve ses rapports normaux, la palpation n'y éveille pas de douleurs.

6 ventouses sont appliquées sur la paroi abdominale. 2 pots de solution de sirop de groseille. Diète.

28 février. — Point de modification notable; un vésicatoire est appliqué sur le ventre; le reste *ut suprà*.

3 mars. — La douleur du ventre a cédé en partie; la pression est bien moins sensible, mais la tension du flanc droit reste toujours la même; les fonctions digestives sont régulières; les urines toutefois ont une teinte safranée, mais l'acide azotique n'y forme pas de précipité.

2 bouillons, le reste *ut suprà*.

5 mars. — La tuméfaction du ventre persiste d'une manière empâtée avec moins de douleur; le pouls est assez fort, régulier.

3 doses de calomel, chacune de 0 05; le reste *ut suprà*.

7 mars. — La tumeur rénitente s'étend jusqu'à trois travers de doigt au-dessous de l'ombilic et s'étend entre la crète iliaque et la ligne blanche; le son est obscur dans cet espace et bien distinct de la sonorité intestinale vers la fosse iliaque; la palpation éveille des douleurs vives et la pression fait entendre un faible gargouillement comme crépitant; en appliquant une main en avant et une en arrière du flanc, on perçoit encore mieux la rénitence, la tuméfaction de l'hypocondre. Point de fluctuation ni de changement de coloration des téguments.

Le pouls est accéléré, assez dur; il y a de la soif, de l'anorexie; 3 selles liquides vertes en 24 heures; urines de couleur d'acajou; un peu de tuméfaction de la muqueuse gengivale, pas de salivation.

30 sangsues sur la tumeur, suppression du calomel, le reste *ut suprà*.

8 mars. — La douleur est bien moindre, le pouls est plus calme; des frictions avec l'onguent napolitain sont faites deux fois par jour; cataplasmes; le reste *ut suprà*.

9 et 10 mars. — Point de modification sensible; si ce n'est que la tumeur du ventre descend jusque dans la fosse iliaque à trois travers de doigts de l'arcade pubienne; elle forme une saillie douloureuse, mate et mollasse avec fluctuation, sans changement de couleur à la peau, mais avec quelques élancements, surtout le soir; pas de selles; *ut suprà*.

11 mars. — La saillie abdominale s'est affaissée et la paroi est plus souple, quoiqu'il y ait toujours un peu de rigidité au niveau du muscle droit de l'abdomen; on perçoit bien évidemment un gargouillement fin, crépitant, dans la fosse iliaque; des douleurs lancinantes se montrent encore le soir avec des frissons. Les selles sont liquides et laissent surnager une matière blanche puriforme; les urines abondantes et claires, au moment de l'émission, déposent un sédiment par le repos. Le malade, qui transpire très-rarement, a eu hier d'abondantes sueurs. Le pouls est un peu accéléré, plus petit; la chaleur à peu près normale. La muqueuse gingivale est couverte d'une couche mince de concrétions couenneuses; point de salivation.

Les frictions et les cataplasmes sont continués; de plus, 2 pots de gomme sucrée et 1 bouillon.

13 mars. — Les selles fréquentes, liquides, renferment du pus que nous trouvons au fond du vase; la tumeur iliaque s'est affaissée; par la palpation, on ne trouve plus le gargouillement fin, ni les tumeurs bosselées, ni la fluctuation; le malade ne se plaint plus d'élancements, ni

ue frissons, la matité est moins étendue et moins absolue ; les ......
sont moins sédimenteuses, toujours abondantes. La muqueuse buccale
est gonflée et saignante au collet des dents incisives et canines ;
ut suprà.

14 mars. — Les selles renferment toujours du pus. Ulcère de la forme
et de l'étendue d'un haricot au niveau de la première molaire inférieure
droite ; la muqueuse buccale est tuméfiée, d'une rougeur plus vive ;
l'haleine fétide, mercurielle ; *ut suprà.*

15 mars. — La paroi abdominale est souple, peu douloureuse à la
pression même ; il y a de l'empâtement au niveau du cœcum et du colon
ascendant. Les selles continuent, moins de pus ; le pouls est faible, dépressible, calme, à peine 65 pulsations par minute. La muqueuse gingivale se gonfle davantage ; point de salivation.

Ut suprà, moins les frictions mercurielles.

18 mars. — Les selles reprennent de la consistance, ne contiennent
plus de pus ; elles sont moins fréquentes ; les urines normales ne laissent qu'une faible tache de mercure sur la lame de cuivre.

2 potages ; le reste, *ut suprà.*

20 mars. — Les gencives sont couvertes d'un dépôt de concrétions
couenneuses, saignantes, tuméfiées ; l'ulcération ne gagne pas en étendue ; pas de salivation. Cautérisation avec de l'acide chlorhydrique et
gargarisme de borax ; le reste, *ut suprà.*

24 mars. — Le malade a conservé des coliques assez vives ; selles un
peu moins liquides, cependant. Dans la fosse iliaque droite persiste un
peu de matité et de l'empâtement peu douloureux. Le pouls est calme
et faible, l'appétit modéré.

Ut suprà ; de plus, un lavement.

28 mars. — Toujours un peu de dévoiement, de la douleur médiocre
à la palpation de la fosse iliaque droite. L'appétit revient. 1 portion,
plus de gargarisme.

2 avril. — Il ne reste plus qu'un peu de douleur, de l'empâtement au
fond de la fosse iliaque au-dessus de l'arcade crurale, dans la direction
des vaisseaux iliaques. Les fonctions digestives sont normales ; le malade commence à se lever.

2 portions et un bain tous les deux jours.

14 avril. — Le mieux se maintient ; il se montre cependant, de temps
en temps, de la douleur dans la direction du nerf sciatique, surtout dans
la hanche et le mollet droits. Les selles sont parfois encore diarrhéiques.

20 avril. — Peu à peu, les forces reviennent ; il ne reste plus qu'un
peu d'empâtement au-dessus de la partie moyenne de l'arcade crurale,
mais les mouvements du membre pelvien sont à peu près réguliers.
Le malade sort.

Il n'eût pas été bien facile, au début de cette affection, de
porter un diagnostic rigoureux ; sa marche même nous a montré qu'il n'aurait pas pu être exact. La douleur dans l'hypo-

condre droit, le gonflement qui existait en même temps dans cette région, les nausées et les vomissements, tout cela survenant peu de jours après un effort violent auquel les muscles de la paroi abdominale ont surtout pris part, nous fait penser qu'il y a eu rupture de quelques fibres, inflammation du tissu cellulaire environnant et péritonite locale ; la fièvre était modérée ; une saignée locale et un révulsif l'ont encore calmée ; cette faible réaction, l'existence d'une tuméfaction abdominale qui occupe successivement l'hypocondre droit et la fosse iliaque du même côté, la liberté du ventre se maintenant d'ailleurs, des douleurs lancinantes et de la fluctuation gagnant la tumeur iliaque, des selles purulentes coïncidant avec l'affaissement de la tumeur et le soulagement complet du malade sont des raisons bien suffisantes pour admettre que la phlegmasie s'est propagée dans le tissu cellulaire sous-péritonéal, depuis le ventre supérieur du muscle droit de l'abdomen jusque dans les régions où l'abondance du tissu laminaire est plus grande, au-dessous du rein, derrière le colon ascendant et le cœcum où l'exsudation phlegmasique s'est accumulée et a donné naissance à une inflammation suppurative qui a ulcéré l'intestin et versé ainsi au dehors le produit ultime de la phlogose cellulaire. Les faibles émissions de sang, l'intervention trop tardive des mercuriaux n'ont pas pu enrayer cette marche de la maladie ; cependant, une terminaison semblable doit être considérée comme une des plus heureuses dès que la résolution n'a pu être obtenue. Il peut arriver aussi que le tissu phlogosé occupe une étendue si grande, par suite d'un envahissement lent, indolent et prolongé, que la suppuration est inévitable et que toute la médication doit tendre à faire écouler le pus par la voie la plus aisée et le plus tôt : c'est le résultat que nous avons consigné dans l'observation suivante :

OBSERVATION **IV**. — *Phlegmon du bassin. Suite de couches chez une femme affaiblie : ventre souple, douloureux dans toute son étendue, tumeurs globuleuses sus-pubiennes avec deux branches qui se perdent dans les fosses iliaques ; ténesme rectal et vésical ; decubitus indifférent, faible mouvement fébrile datant de 1 mois.*

Le 1ᵉʳ jour. Large vésicatoire sur le ventre.
Du 2ᵉ au 4ᵉ jour, 20 centigrammes de calomel en 4 doses.
Du 4ᵉ au 10ᵉ jour, 10 centigrammes de calomel en 2 doses.
Frictions mercurielles sur le ventre.
Les envies d'uriner sont plus fréquentes.
Les urines brûlantes. Pas de selles.

Le 3ᵉ jour. Une selle diarrhéique.

Le 4ᵉ jour. 5 selles, flocons puriformes gélatineux, rendus avec et sans selles. Urines abondantes.

Le 6ᵉ » Toujours issue de flocons. Les douleurs du ventre cèdent. Tuméfaction, rougeur de la muqueuse buccale et pharyngienne.

Le 11ᵉ » Selles fréquentes, verdâtres sans flocons. Salivation.

Le 16ᵉ » Disparition des tumeurs abdominales gastrite, ptyalisme tari.

Le 17ᵉ » Guérison. Sortie.

Salle Sainte-Catherine, n° 9, hôpital de la Charité.

La nommée Vainier, lingère, âgée de 25 ans, est entrée le 13 juin 1850 et sortie le 30 du même mois.

Antécédents. —Cette malade est d'une taille petite, d'une constitution faible, d'une pâleur et d'une maigreur assez grandes; elle est réglée depuis l'âge de 13 ans, très-abondamment; ses digestions sont laborieuses, quelquefois accompagnées de renvois acides et de vomissements; à 15 ans elle a fait une forte maladie pendant laquelle elle délirait et qui, après une longue convalescence, l'a laissée dans une faiblesse dont elle n'a pas encore pu se relever. Elle devint mère, il y a quatre ans, après une grossesse et des couches sans accidents : cependant lorsqu'après neuf jours elle sortit de la Maternité, on voulait, dit-elle, encore la retenir quelque temps. En effet, elle sentit bientôt des douleurs dans le bas-ventre; mais le repos au lit et des cataplasmes maintenus sur le ventre les apaisèrent momentanément. Ses époques menstruelles devinrent irrégulières et les leucorrhées plus abondantes pendant les intervalles. Il y a un mois, étant près d'avoir ses règles, elle lava à l'eau froide, et dès la nuit suivante elle sentit un poids sur le fondement, des douleurs sourdes dans le bas-ventre qui bientôt devinrent plus vives; elle garda de nouveau le repos, prit quelques bains et maintint des cataplasmes sur le ventre; mais elle ne conjura l'orage que par instants; des coliques, des douleurs de ventre, des nausées et des vomissements se montrèrent de nouveau. Le 26 mai survinrent ses règles avec une abondance assez grande. Aux symptômes graves qui existaient déjà se joignit une sensibilité bien grande du ventre, les urines devinrent chaudes, les selles rares. Une application de sangsues ne la soulageant pas, elle entre enfin à l'hôpital.

Etat actuel. — 14 juin. —Le ventre n'est pas sensiblement gonflé, la paroi abdominale est souple, mais la palpation est extrêmement douloureuse dans toute son étendue, les douleurs convergent vers le bassin, et c'est avec peine que nous pouvons constater, à environ 7 centimètres au-dessus de la symphise du pubis, une tumeur globuleuse égale, peu mobile, profondément située, sans fluctuation apparente, semblant remplir le petit bassin et d'où partent deux branches vers les fosses iliaques ou plutôt vers la crête des os coxaux; l'exploration éveille des douleurs jusque dans les lombes. Par le toucher vaginal on rencontre le col à 12 centimètres et derrière lui une tumeur molle, fluctuante, douloureuse à la pression, faisant saillie dans le vagin et paraissant indépendante de l'utérus. Il se fait encore un faible écoulement de sang par les parties génitales. Les envies d'uriner sont fréquentes, les urines sont chaudes et rares; il y du ténesme rectal, pas de selles ; anorexie, soif, pas de nausées ni de vomissements. 88 pulsations petites, faibles ; les bruits du cœur sont normaux, chaleur normale, point de troubles de l'appareil respiratoire; le decubitus est indifférent; point de troubles de la motilité ; l'intelligence est normale.

Un large vésicatoire est appliqué sur le ventre. 2 bouillons, 2 pots de g. sp.

15 juin. — Les urines sont plus cuisantes et les envies de les rendre se renouvellent plus fréquemment ; (le vésicatoire avait été saupoudré de camphre) pas de selles ; élancement douloureux dans le bassin et les lombes.

Pansement du vésicatoire.

20 centigrammes de calomel en 4 doses.

Ut suprà le reste.

16 juin. — Une selle diarrhéique. 82 pulsations; *ut suprà*.

17 juin. — 5 selles diarrhéiques avec des matières purulentes, la malade en rend aussi involontairement dans l'intervalle des selles; ce sont des flocons inégaux en volume dont les plus gros sont comme des petits œufs de pigeon aplatis, d'apparence gélatineuse, sans coque ou membrane enveloppante; d'autres sont plus blancs, purulents. L'issue de ces flocons est annoncée par un faible gargouillement, puis se fait sentir un besoin d'évacuation qui est satisfait avant que la malade ait le temps de saisir le vase. Le ventre est toujours douloureux ; la palpation légère permet de constater l'existence des bosselures que nous avons signalées déjà, l'appétit est nul, la soif vive, la langue humide, enduite d'une couche blanchâtre, la bouche mauvaise ; 84 pulsations faibles, dépressibles ; chaleur normale.

Calomel 10 centigrammes en 2 doses.

Frictions avec onguent napolitain.

Ut suprà le reste.

18 juin. — Douleurs plus vives dans la fosse iliaque gauche où la tuméfaction et l'empâtement sont plus considérables, moins de douleur lombaires ; pas de selles, les urines ne sont plus cuisantes et moins rares ; il y a toujours des pertes de flocons gélatineux par l'anus. 90 pulsations.

Ut suprà; une portion.

19 juin. — Pas de selles, urines abondantes et facilement rendues ; les flocons gélatineux purulents sont rendus à la suite de légers gargouillements qui soulagent la malade. La région épigastrique est encore un peu douloureuse; la muqueuse gingivo-labiale, surtout dans la gouttière et sur la lèvre inférieure, est tuméfiée et offre des plaques rouges : la muqueuse pharyngienne est également d'un rouge vif ; la

bouche est pâteuse ; les crachats sont plus abondants, sans ptyalisme. 96 pulsations ; *ut suprà*.

20 juin. — 2 selles, coloration normale ; avec évacuation de flocons gélatineux, puriformes.

Ut suprà.

21 juin. — 2 selles vertes liquides avec des caillots puriforme et gélatineux ; autres évacuations involontaires de glaires roussâtres, tachant le linge ; muqueuse buccale très-tuméfiée, pas de salivation ; quelques nausées ; déglutition douloureuse, digestion laborieuse. 96 pulsations ; *ut suprà*.

22 juin. — 90 pulsations, 2 selles et évacuations puriformes ; les urines ternissent la lame de cuivre : concrétions diphthéritiques au collet des dents ; haleine mercurielle ; sècheresse de la gorge, douleur, chaleur, pesanteur à l'épigastre.

Ut suprà.

23 juin. — 3 selles grises, verdâtres, urines abondantes. 84 pulsations.

24 juin. — 3 selles ; il n'y a plus de flocons gélatineux ou autres dans l'intervalle des selles ; la tumeur globuleuse sus-pubienne a disparu ; il n'existe plus que de l'empâtement douloureux dans la fosse iliaque gauche ; la muqueuse de la gouttière gingivo-labiale offre un pointillé rouge sur la lèvre inférieure ; engorgement douloureux des glandes sous-maxillaires. La salivation est abondante : la salive a une réaction alcaline, mais c'est au moment où l'on sert du bouillon à la malade.

Suppression du calomel et des frictions.

Un bain ; *ut suprà* le reste.

25 juin. — La salivation continue ; la salive, à l'état à jeun, a une réaction prononcée (nous la faisons conserver). Plus d'évacuation puriforme, plus de saillies douloureuses dans les fosses iliaques, il n'y a plus qu'un peu d'empâtement indolent dans le ligament large gauche dans la fosse iliaque correspondante.

Ut suprà et une portion.

26 juin. — Une selle normale ; moins de salivation, déglutition gênée, quelques taches blanches de concrétions couenneuses sur la muqueuse pharyngienne ; douleur, tuméfaction au niveau des glandes sous-maxillaires et sous la symphyse du menton, dégoût pour les viandes : les fruits seuls plaisent. La salive recueillie depuis hier a une réaction acide tranchée ; celle de la bouche, au contraire, a une réaction alcaline évidente. Cela vient de ce qu'en ce moment la religieuse sert le déjeuner, et l'eau en vient à la bouche à notre malade.

29 juin. — Les selles sont normales, le ventre est souple et indolent ; il n'y a que très-peu de tuméfaction dans la fosse iliaque gauche ; l'appétit est bon. 2 portions.

30 juin. — La malade sort de l'hôpital.

Ainsi, après des couches heureuses, terminées sans l'intervention de l'art, la malade qui fait le sujet de cette observation, est prise, depuis quatre ans, à des intervalles de temps éloignés, de douleurs abdominales et lombaires qui la condamnent au repos pendant quelques jours, qui se dissipent et reviennent successivement sous l'influence d'un refroidissement, d'une fatigue ou de constipations, jusqu'à ce que tout le tissu cellulaire du bassin soit envahi par les produits de la phlogose. Dans ce cas, comme dans ceux observés par le docteur Lever (*Guy's Hosp. Rep. VI. 2.1849*), la cause première est difficile à saisir, et, à moins d'admettre avec le chirurgien anglais qu'elle réside dans le travail même de l'accouchement, qu'elle résulte de la compression exercée par l'occiput sur le tissu cellulaire qui matelasse le bassin, nous n'aurions pas de motifs plausibles de l'attribuer à l'état puerpéral.

Mais ce qui, dans cette observation, frappe plus que la lente propagation de la phlegmasie cellulaire au gros intestin et l'issue du pus par cette voie, c'est l'action thérapeutique des préparations hydrargyriques, c'est la résolution rapide qu'elles ont amenée en troublant si peu les fonctions physiologiques; il est vrai que le précieux médicament était manié par notre vénéré maître, le professeur Velpeau, qui nous a également fourni l'occasion de faire quelques expériences sur la salive.

Au moment où la malade avait une salivation abondante, nous lui avons fait conserver environ 120 grammes de salive; elle était limpide, ne donnant qu'un faible dépôt de mucus, rougissant fortement le papier bleu de tournesol; le papier rouge n'en est pas modifié; nous mélangeons 5 grammes de cette salive, débarrassée du mucus, avec $1/_{10}$ de pain azyme. A froid, la dissolution ne veut pas se faire; il reste des grumeaux. Nous plongeons le tube dans un bain-marie, à la température du corps humain. Au bout de cinq minutes, il y avait encore des grumeaux. Nous versons une partie dans un verre; l'iode se colore en bleu : il y a donc encore de la fécule. Nous agitons jusqu'à la digestion complète de la fécule, et, au bout de 3 minutes, la teinture d'iode n'est plus décolorée. Il n'y a plus de fécule. Nous versons peu à peu de la potasse caustique dans la liqueur qui devient transparente; nous chauffons à la lampe et bientôt nous obtenons une coloration brune, rougeâtre, due à l'action de la potasse sur le glucose; pour plus de certitude encore, nous versons dans la liqueur un peu de bioxyde de cuivre et nous chauffons; nous obtenons la teinte rouge du vin clairet due à la réduction du bioxyde en protoxyde de cuivre.

En recueillant chez la même malade de la salive au moment
où elle va prendre un repas, nous la trouvons avec ses conditions physiques et chimiques habituelles, donnant une réaction
alcaline et convertissant la fécule en glucose dans un espace
de temps dix fois plus court que celui que la salive acide em-
ploie. Nous prouverons d'ailleurs que le ptyalisme fournit une
salive mixte provenant d'une part des glandes salivaires, et
d'autre part aussi ou principalement des follicules, glandules
mucipares, qui sont parsemées dans la muqueuse buccale.

Après avoir établi, à l'aide des faits que nous venons de rapporter, que le tissu cellulaire est non-seulement envahi par
l'inflammation de l'organe qu'il enveloppe, mais qu'il propage
lui-même la phlegmasie au tissu aréolaire des régions éloi-
gnées ; après avoir suivi la marche lente et indiqué le faible
retentissement de cette maladie sur l'économie générale, il ne
nous reste plus qu'un mot à dire sur la médication à instituer
et sur l'utilité des agents thérapeutiques mis en usage.

Quand, par suite de la lésion d'un organe important ou des
troubles profonds dans les fonctions, il survient une fièvre intense, à une époque où la suppuration n'est pas encore éta-
blie, on a recours également aux émissions de sang générales
ou locales, selon la gravité du mal et selon la constitution du
malade ; cependant, on ne remplit ainsi qu'une indication générale qui s'adresse bien à l'élément pyrexique et modifie la
crase du sang, mais qui n'augmente nullement la plasticité du
liquide séro-albumineux qui remplit les mailles du tissu conjonctif phlogosé, puisque ce produit d'inflammation continue à
les distendre de plus en plus. En lisant nos observations, il
sera facile de se convaincre de ce que nous avançons, comme
de voir les heureux effets qu'amènent les vésicatoires volants
appliqués sur le siége même du mal, soit pour circonscrire
l'exsudation inflammatoire du tissu cellulaire, en accélérant la
circulation capillaire dans un point précis et pour soustraire à
l'économie une certaine quantité de liquide séro-albumineux,
en calmant les douleurs et en disposant la matière épanchée
a s'organiser, à subir les métamorphoses physiologiques ; soit
pour hâter le terme, déjà trop avancé, de l'inflammation suppurative, en colligeant le pus répandu dans les mailles du tissu
en préparant à ce produit ultime de la phlegmasie une issue
à l'extérieur, comme cela se voit surtout quand le vésicatoire
est appliqué sur ces phlegmons inguinaux appelés bubon.

L'amélioration que les vésicatoires volants produisent n'est

que passagère; leur action s'épuise même assez promptement;
il faudrait donc y recourir à des intervalles de temps rappro-
chés, ce qui n'est pas possible; mais ce qui est possible et
avantageux même, c'est leur association à un agent thérapeutique dont les effets sont analogues; cet agent, selon nous, est
le mercure. Nous n'avons qu'un petit nombre de faits propres
à garantir l'opinion que nous émettons, mais il nous semble
que chacun y pourra puiser des motifs suffisants pour se former la même conviction. Toutefois, avant de nous engager davantage dans cette discussion, nous croyons devoir rapporter
encore une observation concernant l'inflammation du tissu
cellulaire sous-cutané, dans laquelle l'action physiologique
des préparations hydrargyriques est contrôlée avec une rigueur
très-grande.

Observation v. — *Phlegmon diffus de la main droite, à la suite d'une
plaie du doigt indicateur, chez une femme qui a perdu les mouvements
de la main gauche par un phlegmon, il y a quatre ans; gonflement œdémateux considérable des doigts, du dos de la main, du poignet, de l'a-
vant-bras et du coude. — Rougeur sur le dos de la main. — Point de
douleur, point de chaleur, point de fluctuation : contracture des doigts,
roideur du poignet, insensibilité de la main et du tiers inférieur de
l'avant-bras.*

*15 jours après le début, 20 sangsues.
Du 1er au 25e jour, pilules de calomel.
Du 2e au 25e jour, frictions mercurielles.
Le 3e, un vésicatoire.
Le 19e jour, un 2e vésicatoire.
Le 6e jour, 78 pulsations, chaleur 37,60 dans le creux axillaire.
Le 10e » Selles liquides, haleine mercurielle, l'œdème diminue.
Du 5e au 14e jour, des accès de fièvre quotidienne; frisson, cépha-
lalgie, chaleur, sueurs quelquefois ; la fin coïncide avec le commen-
cement d'une diurèse.
Le 16e jour, dégonflement très-considérable.
Le 25e » muqueuse gingivale tuméfiée, pas de salivation; la réso-
lution est en bonne voie, 72 pulsations, chaleur 35,80.
Le 26e » sortie.*

Salle Sainte-Catherine, n° 15, hôpital de la Charité, service de M. Velpeau.

La nommée Morel, concierge, âgée de cinquante-trois ans, est entrée
le 28 juin 1850 et sortie le 24 juillet suivant.
Antécédents. — Cette femme, malgré son âge avancé déjà, jouit encore d'une bonne santé; sa constitution est forte, son embonpoint médiocre, ses téguments sont peu colorés. Dans son enfance, elle a eu la
petite vérole : elle n'avait pas été vaccinée; ses menstrues se sont main-

tenues régulièrement depuis dix-sept jusqu'à cinquante ans ; elle a eu trois enfants, jamais de maladies articulaires, ni d'autres, si ce n'est, il y a quatre ans, qu'elle a eu un panaris au petit doigt de la main gauche, compliqué de gonflement de la main et du poignet, terminé par suppuration ; perte de la phalange onguéale de ce même doigt, et par la rétraction des doigts indicateur et médius, par la roideur des deux autres et par la déformation du poignet qui est aplati considérablement d'avant en arrière, avec un peu d'empâtement des parties molles : de la roideur aussi dans l'article, mais point de douleurs.

Il y a quinze jours, à la suite d'une coupure peu profonde un peu au dessus du 2e pli palmaire du doigt indicateur de la main droite, se montra un gonflement peu douloureux d'abord, mais qui gagna tout le dos de la main ; la plaie suppurait et ne se fermait pas ; la tuméfaction s'étendit à tous les doigts et au poignet, malgré l'application de cataplasmes sur la plaie. Les téguments du dos de la main et du poignet rougissaient, le gonflement augmentait sans que la douleur s'exaspérât ; même toute l'extrémité inférieure du membre, depuis le poignet, était tellement insensible, que la malade la croyait morte. Effrayée de cette marche, qui, quoique lente, lui faisait craindre la même issue que la maladie de la main gauche, elle se décida à entrer à l'hôpital.

État actuel, 29 juin.—Toute la main, les doigts, le poignet et l'avant-bras droits sont gonflés, tuméfiés ; la peau est d'un rouge pâle, peu intense ; sur le dos de la main où l'impression du doigt reste profonde pendant plusieurs minutes, on trouve le même empâtement, le même état œdémateux sur la face dorsale du poignet, de l'avant-bras, au coude et sur le 1/3 inférieur du bras sous le triceps brachial : dans toute cette étendue l'infiltration œdémateux est très-considérable au point de cacher les saillies normales et surtout la grille métacarpienne.

Il n'y a point de salivation ni de chaleur, et sur aucun point on n'éveille de douleurs ; même la sensibilité est complétement éteinte dans la main, le poignet et la moitié inférieure de l'avant-bras ; les doigts sont dans une demi-flexion, dans une rétraction prononcée, mais leurs mouvements sont intacts, n'éveillant ni douleurs ni sensibilité ; la malade nous dépeint bien l'état de sa main en disant qu'elle est morte. Sur la face palmaire, un peu au-dessus de l'articulation de la 1re et de la 2e phalange du doigt indicateur, est une plaie transversale en voie de cicatrisation, à face rose pâle, ne fournissant que très-peu de pus, pas plus douloureuse que les autres parties tuméfiées. Il n'existe ni tumeur, ni douleur sur les autres parties du corps. L'appétit est bon depuis quelques jours ; la soif est vive ; pas de selles depuis trois jours ; les urines sont normales ; le sommeil n'est pas troublé ; 80 pulsations, faibles. Il n'y a point d'autres désordres fonctionnels : 20 sangsues sont placées sur le dos du poignet ; 3 pilules de 5 centigrammes de calomel, 2 bouillons, 2 pots g. sp.

30 juin. — 78 pulsations, une selle normale ; une friction avec l'onguent mercuriel sur toute la main et le poignet, extension faible des doigts. — *Ut suprà*.

2 juillet. — Les doigts se laissent un peu plus facilement étendre, toujours passivement, n'éveillant aucune douleur ; le gonflement et la rougeur de la main ne sont pas sensiblement modifiés ; 72 pulsations, vésicatoire sur la face antérieure du poignet.

Ut suprà, le reste.

3 juillet. — Le vésicatoire a soulevé l'épiderme en ne produisant que quelques légers picotements ; les doigts ont acquis des mouvements plus aisés ; la plaie de l'indicateur est cicatrisée ; 75 pulsations, soif modérée, pas de selles. (La malade ayant appris que le calomel est du mercure, ne prend de ses pilules qu'une par jour, soit 5 centigrammes.)

Ut suprà.

4 juillet. — 75 pulsations, une selle, urines normales. Dans la journée la malade a été prise d'un frisson général qui a duré deux heures, qui a été suivi de chaleur, d'inquiétude dans les membres, de soif ; le sommeil cependant a été bon, et ce matin elle ne sent plus rien.

Ut suprà.

5 juillet. — Point de selles, l'œdème persiste ; l'extension des doigts est plus facile ; 78 pulsations ; chaleur axillaire 37° 60 ; le vésicatoire est sec : l'accès de fièvre est reparu avec plus d'intensité et la même durée.

Ut suprà.

8 juillet. — 78 pulsations faibles, 2 selles liquides ; bouche pâteuse ; l'accès a eu moins d'intensité.

Ut suprà.

9 juillet. — 72 pulsations, une selle liquide ; l'œdème de la main cède, la peau se ride, les mouvements des doigts sont moins roides ; l'accès de fièvre diminue d'intensité, mais se montre à la même heure ; l'haleine est fétide, mercurielle faiblement ; point de tuméfaction de la muqueuse, point de salivation, urines normales.

Ut suprà.

11 juillet. — Nouvel accès de froid, accompagné de céphalalgie, de soif de la durée d'une heure et suivie de chaleur, une selle liquide ; muqueuse gingivale couverte d'un liséré de concrétion diphthéritique, point de salivation.

Ut suprà.

12 juillet. — 72 pulsations, l'accès a manqué en partie, il n'y a eu que de la céphalalgie et un frisson de peu de durée, suivi d'un sommeil pendant lequel la malade a été prise d'une abondante sueur.

Une bouteille d'eau de sedlitz.

Ut suprà, le reste.

13 dº. — Au moment de l'accès il ne survient qu'une chaleur inaccoutumée ; les urines sont plus abondantes, la quantité de boissons n'ayant pas changé.

Ut suprà, moins l'eau de sedlitz.

15 dº. — Le dégonflement est assez considérable pour qu'on distingue par le toucher les métacarpiens ; l'œdème cède également sur le bras et

l'avant-bras; la muqueuse gingivo-labiale est fortement colorée en rouge, injectée, mais il n'y a pas de salivation.

Suppression des frictions mercurielles.

Un bain simple.

Le calomel est continué.

1 portion ; 1 pot de g. sp.

18 juillet. — Le gonflement œdémateux cède, il n'y en a plus au-dessus du coude.

Un 2e vésicatoire est appliqué sur la face antérieure du poignet. *Ut suprà*.

19 juillet. — Cette fois le vésicatoire a tiré une grande quantité de sérosités ; les papilles rouges et saillantes du derme sont bien sensibles ; la mastication est douloureuse.

21 juillet. — 72 pulsations, dépressibles, urines plus abondantes, pas de selles ; l'avant-bras n'est plus œdématé ; la malade éprouve quelque-fois des élancements dans le poignet qu'elle croit pouvoir comparer à ceux qu'elle a éprouvés lors de sa première maladie ; le vésicatoire est sec ; les frictions mercurielles sont reprises. *Ut suprà*, le reste.

24 juillet. — 72 pulsations faibles, dépressibles, chaleur 35° 80 ; l'œdème est considérablement diminué ; les saillies et articulations mé-tacarpo-phalangiennes sont proéminantes, les doigts aussi sont dégon-flés, leurs mouvements sont possibles, mais ils ne s'exécutent pas acti-vement ; la sensibilité a gagné, elle s'étend jusqu'à la main ; la muqueuse buccale est toujours tuméfiée et douloureuse, l'haleine est mercurielle, point de salivation ; urines abondantes ; l'appétit revient un peu.

La malade sort de l'hôpital ; elle promet de continuer chez elle les frictions mercurielles.

La cause de l'inflammation du tissu cellulaire sous-cutané est bien nettement indiquée dans l'observation précédente ; elle a pour point de départ une plaie superficielle qui, au lieu de se cicatriser par première intention, passe par la période d'inflammation suppurative et propage la phlegmasie cellulaire de région en région avec la lenteur qui la caractérise et sans avoir un retentissement bien considérable sur l'ensemble de l'organisme. Cependant, au moment de son entrée à l'hôpital, la malade était menacée d'un abcès phlegmoneux de la main, le gonflement œdémateux gagnait de plus en plus, l'inflammation avait atteint le derme et, malgré une émission de sang locale, malgré l'usage de préparation mercurielle, le mal était tou-jours en progrès après trois jours ; un vésicatoire appliqué le jour même ne paraît pas avoir fortement agi, mais depuis ce moment on constate une perturbation dans les fonctions phy-siologiques ; il se montre des accès de fièvre, de l'inappétence et de la soif, symptômes précurseurs de l'hydrargyrose ou de fièvre mercurielle ; en effet, ces accès s'éloignent à mesure

que la muqueuse buccale s'enflamme et disparaissent complètement quand la gingivite devient plus abondante et que le mercure établit une dérivation sur le tube digestif et les voies uri-
naires. A partir de ce moment, les préparations hydrargyriques étant toujours continuées, l'exsudation du tissu cellulaire sous-cutané diminue de manière que la résorption est à
peu près complète vers le vingt-sixième jour du traitement.
Sous son influence, nous avons remarqué un faible abais-
sement dans le nombre des pulsations (de 78 à 72), mais la
chaleur qui, avant le retentissement du mercure sur l'économie, était de 37° 60, est descendue à 35° 80. Si la calorifica-
tion animale est en rapport avec la nutrition et l'activité de l'in-
dividu, nous pouvons conclure de l'observation précédente que
le mercure est bien réellement un médicament altérant.

En nous basant donc sur les faits que nous avons observés
et dont nous pourrions, au besoin, grossir le nombre, nous
nous croyons fondé à dire que l'inflammation aiguë ou chronique, diffuse ou circonscrite, siégeant dans le tissu aréolaire,
est atteinte dans sa nature intime, même par suite d'une véritable substitution, transposition et spoliation que le mercure
opère au sein de l'économie vivante, en irritant un organe dont
les fonctions stimulées s'accélèrent, s'exaspèrent d'une manière pathologique passagère, en appelant ainsi, momentanément, une vitalité plus grande dans un point et soustrayant de
la masse du sang une portion de ses éléments constitutifs pour
le verser au dehors. Cependant cet enchaînement de phénomènes ne s'obtient pas si facilement qu'on pourrait le croire
tout d'abord, et nous l'avons vu manquer complètement dans
un cas de phlegmasie cellulaire peu intense, par suite de tâton-
nements nombreux auxquels avait recours le médecin, moins
familiarisé au maniement du mercure que le professeur Velpeau.
D'ailleurs, les modifications que ce médicament amène sont
loin d'être complètement identiques chez tous les malades;
elles surviennent à des époques peu fixes, indéterminables
même; ce n'est cependant que d'après elles que le praticien
doit agir; ce n'est aussi que par elles qu'il peut espérer obtenir
les résultats que nous venons de signaler et que l'on obtiendra
par l'étude comparative des faits bien plus sûrement que par
l'indication vague et banale de la plupart de nos traités de pathologie.

Paris, Imprimerie de Paul Dupont, rue de Grenelle-St-Honoré, 45.